ERLEBNIS WASSERGEBURT

Zur Erinnerung an eine schöne Wassergeburt mit
Jutta u. Thomas im Herbst 96 wünsche ich Euch
mit Eurem Wasserbaby Jonas alles Gute,

Eure Hebamme
Cordelia Ensig

— 9. 8. 1996 —

Cornelia Enning

ERLEBNIS WASSERGEBURT

Ratgeber für Eltern und Geburtshelfer

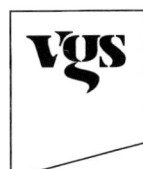

Bildnachweis
Grafiken Seiten 22 und 24: Christa Kochinke, Köln
Foto Seite 141: Sheila Kitzinger, London/Großbritannien
Fotos Seiten 76 und 77: Herbert Frei, Pforzheim
Foto Seite 80 unten: Aqua Birth Pools, Weggis/Schweiz
alle übrigen Fotos: Cornelia Enning, Mühlacker

Die Darstellung von Maßnahmen der Geburtshilfe und ihrer Vorbereitung in diesem Buch sind von Autorin und Verlag nach bestem Wissen und Gewissen sorgfältig erwogen und geprüft. Die Informationen stellen aber keinen Ersatz für geburtsmedizinische Betreuung dar und sollen nicht zur Durchführung einer Geburt ohne professionelle Hilfe verleiten. Autorin und Verlag bzw. ihre Beauftragten übernehmen keine Haftung für etwaige Personen-, Sach- und Vermögensschäden, die sich aus dem Gebrauch oder Mißbrauch der in diesem Buch dargestellten Methoden und Verhaltensmaßnahmen ergeben.

Die Deutsche Bibliothek: CIP-Einheitsaufnahme
Enning, Cornelia:
Erlebnis Wassergeburt : Ratgeber für Eltern und Geburtshelfer
/ Cornelia Enning. – Köln : vgs, 1995
ISBN 3-8025-1297-9

© vgs verlagsgesellschaft, Köln 1995

Umschlagfoto: © Gena Naccache, London/Großbritannien
Einbandgestaltung: Christa Kochinke, Köln
Redaktion: Martina Weihe-Reckewitz
Lektorat: Susanne Breuer
Satz: ICS Communikations-Service, Bergisch Gladbach
Lithos: repro acht, Köln
Druck: Freiburger Graphische Betriebe, Freiburg
Printed in Germany
ISBN 3-8025-1297-9

Inhalt

Geleitwort

Gegenüber der klinischen Geburtshilfe besteht trotz des beachtlichen medizinischen Leistungsstandards eine gewisse Unzufriedenheit in der Bevölkerung. Trotz des hohen Qualitätsstandards fühlen sich viele Frauen in ihren Wünschen und Ängsten nicht hinreichend verstanden, so daß sie nach anderen Entbindungsmöglichkeiten suchen. Immer mehr Schwangere haben den Wunsch, selbstbestimmt, eigenverantwortlich – „alternativ" zu entbinden.

Inzwischen bemüht sich eine Reihe von Hebammen und Geburtshelfern, diese Natürlichkeit bzw. Selbstbestimmung der Frauen wieder zuzulassen und in das heutige medizinische Konzept einzubauen. So wurden neue Rahmenbedingungen für eine natürliche Geburtshilfe geschaffen: In einigen Kliniken wurden Gebärzimmer eingerichtet und die OP-Atmosphäre verschwand aus vielen Kreißsälen. Mehr und mehr alternative Methoden der Geburtshilfe, die eine geborgene und gleichzeitig sichere Atmosphäre gewährleisten, hielten Einzug und fanden Akzeptanz.

Die Frauen erhielten ihre Bewegungsfreiheit zurück, und medizinische Eingriffe bei der Geburt wurden auf ein Minimum reduziert, so daß sich zum Beispiel auch andere Gebärpositionen als die Rückenlage etablieren konnten. Die Natürlichkeit und das tiefe Erlebnis der Geburt werden so kaum noch gestört – trotz der aufmerksamen Überwachung durch die Geburtshelfer. Es entwickelte sich eine familienorientierte Geburtshilfe, in der die Eltern den Ablauf der Geburt ihres Kindes mitbestimmen sollen. Die Technik wurde wieder auf ihren Platz verwiesen als Instrument der Geburtshilfe.

Unter diesen Bedingungen wurde auch die Geburt im Wasser wieder möglich. Einerseits wird den Frauen mit dieser Methode die Möglichkeit gegeben, sich im Wasser optimal zu entspannen, um den bekannten Circulus vitiosus „Angst – Spannung – Schmerz" zu durchbrechen. Andererseits kann dem Kind mit Hilfe der Wassergeburt die Chance auf einen sanften Übergang zwischen zwei extrem unterschiedlichen Milieus gegeben werden.

Aus medizinischer Sicht gibt es keine Bedenken gegen Geburten im Wasser, die unter physiologischen Bedingungen gefahrlos durchführbar sind. Der Diving-Reflex verhindert „automatisch", daß das Kind Wasser einatmen und daran ersticken könnte. Eine Wassergeburt imitiert kurzfristig das intrauterine Milieu, so daß ein sanfter Übergang aus dem warmen Fruchtwasser in die vergleichsweise kalte Luft ermöglicht wird. Mit einer professionellen Überwachung von Mutter und Kind birgt die Wassergeburt gegenüber konventionellen Geburtsformen kein erhöhtes Risiko in sich.

Doch leider gab es für Eltern oder Geburtshelfer bislang keine Möglichkeit, eine seriöse Einführung und einen umfassenden Überblick über das Wesen der Wassergeburt zu erlangen. Dieses Buch von der erfahrenen Wassergeburtshelferin Cornelia Enning ist ein Werk, das in die Hände eines jeden gehört, der eine Wassergeburt erleben oder begleiten möchte. Die theoretischen Grundlagen und der Stand der Forschung werden mit Fachkompetenz ausführlich und sachgerecht dargestellt. Die praktischen Erfahrungen vermitteln einen deutlichen Eindruck von der Zuwendung und Wärme, die zwischen der Familie, ihrem Kind und der betreuenden Hebamme herrschen kann und sollte.

Das Buch gibt Gelegenheit, uns noch mehr den Wünschen der Frauen zu öffnen, um einen gemeinsamen und sicheren Weg der Geburtshilfe beschreiten zu können. Es ist nicht gedacht als Rezeptbuch für die „Methode Wassergeburt". Vielmehr soll es Eltern und Geburtshelfer anregen, sich mit dieser Methode zumindest auseinanderzusetzen und für sich selbst dann einen richtigen Weg zu finden. Das Ziel dabei bleibt immer eine Geburt unter optimalen Bedingungen und maximaler Sicherheit für Mutter und Kind.

Bensberg, im Juni 1995

Dr. Gerd Eldering

Chefarzt der Abteilung Geburtshilfe und Gynäkologie des Vinzenz-Pallotti-Hospitals in Bensberg

Vorwort

Als Hebamme in der Hausgeburtshilfe lerne ich viele verschiedene Familien kennen, die aus den unterschiedlichsten kulturellen und religiösen Überzeugungen heraus in meine Praxis kommen. Schon vor vielen Jahren hörte ich von einigen geradezu sagenhafte Geschichten über Wasser- und Delphingeburten. Die Begeisterung, mit der die Menschen davon berichteten, überzeugte mich, doch konnte ich mir die praktische Durchführung einer solchen Geburt überhaupt nicht vorstellen. Eines Tages wurde sie mir dann geradezu aufgezwungen: Die schwangere Diana kam mit dem Buch von Chris Griscom* in der Tasche zu mir und sagte schlicht: „So will ich mein Baby bekommen, in unserer Badewanne!" Als eine Art Gebrauchsanweisung ließ sie mir das Buch da. Ich las und suchte verzweifelt nach hilfreichen Informationen zwischen den Zeilen, denn in der wunderschönen Lyrik über Bapus Meeresgeburt war leider keine geburtshilfliche Anleitung zu entdecken. Doch Diana zerstreute meine Unsicherheit: „Ich steige in die Badewanne und hebe mein Baby heraus, wenn es im Wasser erscheint! Du kannst dabeisein oder nicht!"

Und ich war dabei! Es war die harmonischste und friedlichste Geburt, die ich bis dahin begleitet hatte. Mutter und Kind wußten offenbar in jedem Moment, was sie zu tun hatten. Ich war fasziniert von der Sanftheit, mit der das Baby ins Wasser glitt. Inzwischen habe ich so viele schöne Wassergeburten begleiten dürfen und möchte die Freude und Harmonie, die sie ausstrahlen, nicht mehr missen.

Im Vordergrund dieses Buches stehen die Erfahrungen mit Wassergeburten. Es erhebt nicht den Anspruch einer wissenschaftlichen Abhandlung, denn zu viele Bereiche der Geburtshilfe sind noch unerforscht. Wissenschaft kostet Geld. Solange aber geburtsmedizinische Eingriffe besser bezahlt werden als eine erfolgreich verlaufene natürliche Geburt, bleibt das Interesse – und damit auch die finanzielle Unterstützung – an der Erforschung von sanften Geburtsmethoden leider eingeschränkt. Die Wassergeburt verspricht keine zusätzlichen Einkünfte, im Gegenteil, sie ist eine Gebärform, die Kosten einspart: Sie vermeidet den Einsatz von Schmerzmitteln und senkt die Rate der operativen Eingriffe. Sie macht die Geburt sanft und sicher.

Meine Erfahrungen aus der Begleitung von Wassergeburten sollen Eltern und Geburtshelfer dabei unterstützen, eine auf ihre persönliche Situation abgestimmte Gebärform zu entwickeln und dabei Aktivität und Selbständigkeit von Mutter und Kind zu schützen. Eine Wassergeburt sollte nicht aus der Angst vor Schmerzen oder Streß geplant werden, denn auch im Wasser werden Ängste und Schmerzen den Verlauf der Geburt begleiten und beeinflussen. Nur eine bewußte Auseinandersetzung mit früheren Geburtserfahrungen und den eigenen Ängsten kann zu einer Entscheidung für die individuell richtige Geburtsform führen.

Auf die spirituelle Entwicklungsmöglichkeit des Menschen durch das Erlebnis Wassergeburt kann ich hier nicht näher eingehen. Gerade durch eine Wassergeburt ist es allerdings sehr leicht, die spirituelle Dimension ihres Geburtserlebnisses besonders deutlich zu erfahren. Sie gibt jedem Elternpaar die Gelegenheit, die eigene Kreativität und Spiritualität zu entfalten.

Es ist unmöglich, feste Regeln für den Verlauf einer Wassergeburt aufzustellen. Jede Frau und jedes Baby sind individuelle Persönlichkeiten, die auch individuelle Geburtsverläufe erfahren. Ein „Rezept" für das Erleben und die Begleitung einer Wassergeburt gibt es nicht, weshalb nur ihre charakteristischen Merkmale, Vor- und Nachteile erläutert werden.

Die Weitergabe meiner Erfahrungen soll niemanden dazu verleiten, eine Wassergeburt ohne fachlichen Beistand durchzuführen. Bitte suchen Sie eine geschulte Fachkraft unter Hebammen und Geburtshelfern, die Sie bei einer Wassergeburt unterstützen kann. Für die Folgen von fehlerhaft durchgeführten Wassergeburten bin ich nicht verantwortlich zu machen.

Über einen regen Austausch der Erfahrungen mit Wassergeburten würde ich mich freuen. Schreiben Sie mir, wenn Sie die Wassergeburt für sich entdeckt haben und als Hilfe erleben durften!

Cornelia Enning

---

* Chris Griscom: Meergeboren, Geburt als spirituelle Einweihung, München 1989

Von der Sanften Geburt zur Wassergeburt

Seit zwanzig Jahren ist die Sanfte Geburt nun zu einem allgemein bekannten Begriff geworden. Die Bezeichnung wurde 1975 von Frederic Leboyer geprägt, dem vor allem die menschliche Behandlung des Neugeborenen am Herzen lag[1]. Schon seit 1933 hatte Dick Read eine natürliche, schmerzfreie Geburt für Mutter und Kind gefordert. Er führte die Reaktionskette „Angst-Spannung-Schmerz" in die Geburtshilfe ein[2]. Vierzig Jahre später entwickelte Leboyer ausgehend von der „angstfreien Geburt für die Mutter" zusätzlich die „angstfreie Geburt für das Baby". Er machte deutlich, wie gedankenlos der Umgang der Geburtshelfer mit dem Neugeborenen ist und forderte die „gewaltfreie Geburt". Das Baby sollte liebevoll empfangen werden und die anwesenden Helfer sollten eine persönliche Beziehung zu der neuen Familie haben. Leboyer bewies durch Filmaufnahmen[3], daß sich in der Mimik und Gestik eines Neugeborenen durchaus eine denkende und fühlende Person ausdrückt. Deshalb müssen die empfindsamen Sinne eines Babys rücksichtsvoll und sanft behandelt werden. Die Umgebung von Mutter und Kind soll mit viel Wärme, gedämpftem Licht ausgestattet sein und nur bekannte Personen sollten anwesend sein. Eine vertraute Atmosphäre für Eltern und Kind schafft Raum und Zeit für die natürliche Bindung aneinander. Michel Odent nennt diese Atmosphäre heute „Privacy"[4].

Inzwischen ist endlich das Bewußtsein dafür erwacht, daß die Praxis der Geburtshilfe in den sogenannten entwickelten Ländern sowohl für die Mütter als auch für die Babys sehr entwicklungsbedürftig ist. Wir haben beobachtet, daß der menschliche Aspekt, das Gefühl der Geborgenheit und das Urvertrauen der Gebärenden zur Sicherheit einer Entbindung erheblich beitragen. Wenn es der Mutter während der Geburt gut geht, dann geht es auch ihrem Neugeborenen gut.

Eine Wandlung in der Praxis der Geburtshilfe bahnt sich langsam an, denn auch die Frauen sind heute selbstbewußter und unabhängiger geworden. Sie besinnen sich auf ihr Recht, die Geburt als ihre ureigenste Erfahrung in die persönliche Biographie zu integrieren und sie nicht als unvermeidbares Übel, sondern als ein bereicherndes Erlebnis zu erfahren, das man aktiv gestalten kann. Aus der neuen Einstellung zu Schwangerschaft und Entbindung entstand der Begriff der „aktiven Geburt". Aufgrund der Initiative der Geburtshäuser nehmen sich einige Ärzte inzwischen der Erforschung sanfter Gebärformen in der Klinik an, und seither ist ein breites Spektrum an geburtshilflichen Angeboten entstanden. Frauen können heute auswählen, wo und wie sie gebären, ob sie Schmerzmittel verabreicht bekommen oder lieber in warmem Wasser entbinden wollen.

Die High-Tech-Gebärmedizin könnte damit eigentlich den Notfällen vorbehalten bleiben. In der Akutmedizin der Geburtshilfe würde sie ihren sinnvollen Einsatz finden und dort eine segensreiche Rolle einnehmen. Ein Kaiserschnitt ist doch nur dann ein hilfreicher Eingriff, wenn er lebensrettend für Mutter oder Kind ist. Er kann sich zum Geburtsrisiko wandeln, wenn er unnötigerweise durchgeführt wird. Präventive Geburtshilfe aber will gerade unnötige operative Eingriffe verhindern. Die Wassergeburt kann dazu beitragen, denn sie läßt eine natürliche und sanfte Gestaltung des Geburtsverlaufs für Mutter und Kind zu und vermeidet damit unnötige Streßsituationen. Schon seit über 20 Jahren

wird sie von einigen Hebammen und Geburtshelfern mit großem Erfolg praktiziert.

In Deutschland gibt es bislang nur wenige Kliniken, die über ein Geburtsbecken als Alternative zum Kreißbett für die Entbindung verfügen. Meistens wird die Wassergeburt in Geburtshäusern, freien Hebammen-Praxen oder Belegkliniken angeboten, also immer dort, wo die Verantwortung für die Geburtsbegleitung einer Hebamme obliegt. In diesen Einrichtungen reichen die Wahlmöglichkeiten für die werdenden Eltern von Hilfsmitteln wie dem Seil, dem Gymnastikball bis zum Gebärhocker, zu Badewanne und Gebärbecken. Immer mehr Eltern informieren sich schon am Anfang der Schwangerschaft über verschiedene Entbindungsmöglichkeiten und legen Wert darauf, daß sie selbst bestimmen können, in welcher Haltung, in welcher Umgebung und mit welchen Personen die Geburt ihres Babys stattfinden wird. In Geburtshäusern und im eigenen Heim wird den Eltern diese Selbstbestimmung uneingeschränkt gewährt.

Um eine Entscheidung über den Ort der Entbindung treffen zu können, müssen die Paare heute mehr über die Geburt wissen als je zuvor. In Einrichtungen, die den werdenden

Eltern verschiedene Gebärformen anbieten, entscheiden sich ein Drittel aller Frauen spontan für die Methode der Wassergeburt[5]. Abgesehen vom bloßen Wissen um die verschiedenen Möglichkeiten der Entbindung haben diese Frauen keine spezielle Vorbereitung für die Wassergeburt erhalten. Wenn man diese Entbindungsform gezielter anwenden und die Schwangeren intensiv auf sie vorbereiten würde, könnte die Wassergeburt aber viel mehr leisten. Denn das warme Wasser kann z. B. verzögerte Geburten wieder in Gang setzen, Wehenschmerzen lindern, enge Beckenverhältnisse überwinden helfen oder einen hohen Blutdruck während der Geburt senken.

Aufrechte Gebärhaltung und Wassergeburt

Aus der Krankengymnastik kennen wir die Wirkung der vertikalen Haltung auf das kleine und große Becken des Menschen. Russells Messungen der Knochenabstände ergaben, daß der Beckeninnenraum weiter wird, wenn man aufrecht steht, geht oder sich bewegt[6]. Außerdem ist das Becken in der aufrechten Haltung nicht durch Druck auf die äußeren Beckenknochen eingeengt. Die elastischen Verbindungen der einzelnen Beckenteile können leichter gedehnt werden als im Liegen oder Sitzen. Bewegungen haben im Stehen und Laufen leichte Verschiebungen zur Folge, die den Beckeninnenraum ständig ein wenig verändern. Für das Baby sind diese Verschiebungen sehr hilfreich, wenn es mit ihnen durch die Beckenenge „hindurchgeschaukelt" wird. Die entsprechenden Bewegungsmuster sollten Frauen deshalb schon in der Schwangerschaft ausprobieren, um dann auch während der Geburt erfühlen zu können, welche Position im jeweiligen Moment die richtige ist.

Jede Frau hat ihre individuelle Konstitution, kein weibliches Becken gleicht dem anderen. Deshalb kann es auch keine einheitliche Gebärhaltung geben, wie allerlei Gerätschaften und Gebärmöbel in den Kreißsälen nahelegen. Jede Frau muß für sich selbst entscheiden, wie ihr Becken am besten den Bewegungen des kindlichen Kopfes nachgeben kann. Immer, wenn sie eine Wehe als schmerzhaft empfindet, dann sollte sie sich bewegen und eine weniger schmerzhafte Haltung einnehmen. Denn Schmerz ist immer ein Körpersignal, das meist verschwindet, wenn man darauf reagiert. Michel Odent, der in Pithivier bei Paris Wassergeburten angeleitet hat, ließ die Frauen jede Haltung einnehmen – außer der Rückenlage. Denn er ist überzeugt, daß die Rückenlage nicht nur die ungünstigste Gebärhaltung ist, sondern darüber hinaus auch Gefahren für die Geburt in sich birgt[5]. „Einer Frau unter der Geburt die Wahl ihrer Gebärhaltung zu lassen, bedeutet gleichzeitig, ihr in den richtigen Bewußtseinszustand zu helfen. Und sobald sie diesen erreicht hat, wird sie auch die günstigste Position für sich und ihr Baby finden."

Im Wasser hat die Frau einige Möglichkeiten mehr, ihr Becken zu bewegen als „auf dem Trockenen": Sie kann im Wasserbecken hin- und herlaufen, im Stehen das Becken kreisen lassen oder sich an ein Seil hängen. Sie kann aber zusätzlich im Wasser liegend mit den Beinen Laufbewegungen machen oder kniend das Becken kreisen lassen, es drehen und kippen; sie kann die Hüften wie beim Bauchtanz zur Seite schwingen oder Brust und Becken gegeneinander verdrehen. Alle diese Bewegungen nehmen den Wehenschmerz, denn sie lassen das Baby leichter durch den knöchernen Beckenkanal hindurchgleiten. Der Phantasie sind hier keine Grenzen gesetzt.

Der Begriff „Geburt" leitet sich vom Verb „gebären" ab, also einem Tätigkeitswort, und beinhaltet damit die aktive Bewegung. Das gemeinsame Präfix ist wahrscheinlich aus einer alten Präposition mit der Bedeutung „zusammen mit" entstanden[7]. Wassergeburten sind in meiner Praxis immer sehr bewegte und auch bewegende Geburtsverläufe gewesen.

Wasser in der Frauenheilkunde

Schon im Altertum war die entspannende und krampflösende Wirkung des warmen Wassers bekannt. Noch heute steigen viele Frauen in ein warmes Bad, wenn sie Rückenschmerzen oder Menstruationsbeschwerden haben. Schwimmen und gymnastische Übungen im Wasser werden heute in jedem öffentlichen Schwimmbad gelehrt, und in Tauchkursen kann man besonders das Gefühl der „Schwerelosigkeit" erfahren. Mit Atemübungen im Wasser und Mineralbädern lassen sich mancherlei Schmerzen stark beeinflussen.

Der Umgang mit dem Wasser als heilendes Element ist heute bekanntes Allgemeingut. Der Wohlstand unserer Gesellschaft hat fast jeder Familie eine Badewanne mit fließendem warmen Wasser beschert, so daß viele Frauen eine ausgeprägte Badekultur entwickeln konnten. Dabei haben sie natürlich auch die wohltuende Wirkung des Wassers für ihr ureigenstes Gebiet, die Frauenheilkunde entdeckt. Nicht nur die Schmerzlinderung und Entspannung, sondern auch die blutstillende Eigenschaft von kaltem Wasser ist vielen bekannt. Wenn Frauen dann zum ersten Mal von der Wassergeburt hören, ist den meisten von ihnen die Vorstellung, ihr Kind im Wasser zu gebären, von Anfang an sympathisch. Die Vorhersage des russischen Wissenschaftlers Igor Tscharkowskij, daß sich der Einsatz der Wassergeburt in den 90er Jahren weltweit ausbreiten würde[8], ist längst Wirklichkeit geworden.

1 Frederic Leboyer: Geburt ohne Gewalt, München 1978
2 Dick Read: Mutter werden ohne Schmerz, Hamburg 1950
3 Frederic Leboyer: Geburt mit Leboyer I, Videofilm, München 1987
4 Michel Odent: Geburt und Stillen, München 1994
5 Michel Odent: Birth Reborn, New York 1984
6 J. G. B. Russell: The Rationale of Primitive Delivery Positions, British Journal of Obstretics and Gynaecology, Bd. 89, 1982, S. 712–715
7 Duden Bd. 10, Bedeutungswörterbuch, Mannheim
8 Igor Tscharkowskij: Water Birth Seminar, Bristol 1989

Aspekte der Wassergeburt

Die Wassergeburt ist eine der sanftesten Geburtsmethoden für Mutter und Kind. Die Frauen selbst führten Hebammen und Ärzte immer wieder zu dieser Methode, indem sie das übliche Entspannungsbad in der Eröffnungsphase der Geburt einfach nicht beendeten. Aus diesen zaghaften Anfängen haben sich heute bereits zwei Richtungen der Wassergeburt entwickelt: Einerseits steht die Schmerzlinderung für die Frau im Vordergrund, andererseits ist die Streßminderung für das Neugeborene Schwerpunkt.

Wassergeburt als Schmerzlinderung für die Mutter

In den USA und England wird die Wassergeburt vor allem zur Schmerzlinderung für die Mutter während der Wehenarbeit empfohlen. Die Geburtsvorbereiterin Janet Balaskas und der Arzt Michel Odent stimmen darin überein, „daß der Geburtsvorgang im Wasser nicht erklärtes Ziel sein sollte. Das Wasserbecken wird hauptsächlich deshalb benutzt, um die Schmerzen zu lindern und mehr Entspannung zu ermöglichen, so daß die Frau die Wehen ohne Medikamente verarbeiten kann."[1] Alle Geburtshelfer, die an dem Waterbirth-Congress 1995 in London teilgenommen haben, berichteten, daß Frauen bei dieser Entbindungsform normalerweise keinerlei Medikamente benötigen. „Das Eintauchen in körpertemperiertes Wasser kann in der Tat eine ganz unglaubliche Wirkung haben."[2] In jedem Fall hat das warme Wasser die Schmerzlinderung und Entspannung während der Eröffnungswehen zur Folge, denn das Gewebe und die Muskulatur des Geburtskanals (Muttermund, Beckenboden und Vaginalwände) werden viel elastischer. Der Teufelskreis „Schmerz – Angst – Spannung – Schmerz"[3] entsteht gar nicht erst.

Die Frau selbst setzt schmerzdämpfende Endorphine im Gehirn frei, mit denen Katecholamine, Botenstoffe der Streßsituationen wie Adrenalin, unterdrückt werden. So entsteht keine sauerstoffverbrauchende hektische Streßatmung während der Wehen. Dadurch bleibt nicht nur die Sauerstoffversorgung der Mutter, sondern auch die des Kindes optimal. Es wird sogar diskutiert, ob die Mutter nicht mit noch weniger Sauerstoff auskommt, wenn sie die Wehen unter Wasser verarbeitet, wie man aus Versuchen von Tscharkowskij im Schwarzen Meer schließen kann. Ist die Mutter möglicherweise unter Wasser dazu in der Lage, mehr Sauerstoff für das Baby zur Verfügung zu stellen, weil sie selber weniger verbraucht? Die Analyse der Nabelschnur-Blutwerte von Wasserbabys, die in Kliniken geboren wurden, bestätigten meist eine besondere Lebensfrische dieser Kinder, die sich unter anderem in einem hohen Muskeltonus, aktiver Bewegung und rosiger Hautfarbe zeigte[4].

Wassergeburt als Streßminderung für das Kind

In Moskau fand der Verhaltensforscher Igor Tscharkowskij in den 60er Jahren im Rahmen seiner Forschungen über Säugetiere und auch den Menschen heraus[5], daß eine Wassergeburt vor allem dem Neugeborenen zugute kommt, was sich insbesondere bei der Ausbildung der Muskulatur und der Motorik zeigt. Daraufhin entwickelte Tscharkowskij ein Programm, mit dem Schwangere eine Wassergeburt vorbereiten und Neugeborene anschließend ihre Bewegungen im Wasser trainieren können. Die

Ergebnisse waren so erstaunlich, daß auch die Mauer des Sozialismus sie vor der westlichen Welt nicht verbergen konnte: Frauen in den USA, in England, Belgien und Österreich, die ihre Babys nach dieser Methode geboren und trainiert haben, bestätigen Tscharkowskijs Ergebnisse[5]. Die Wassergeburt-Kinder, die er beobachtete, nahmen schneller an Gewicht zu und lernten früher laufen und sprechen als ihre „trocken" geborenen Altersgenossen. Sie zeichneten sich insbesondere durch eine erhöhte Immunität gegen Erkrankungen im ersten Lebensjahr aus. Oft ging ihre körperliche Robustheit auch mit einer überdurchschnittlichen intellektuellen Entwicklung einher[6].

Wassergeburt in Europa – die Synthese

Zentraleuropa konnte sich diesen neuen Erfahrungen nicht verschließen. Vor allem in England, das heute jede staatliche Klinik gesetzlich dazu verpflichtet hat, eine geburtsgerechte Wanne im Kreißsaal bereitzustellen, oder auch in Belgien und den Niederlanden wurde inzwischen eine so große Zahl von

Wassergeburten betreut, daß erste statistische Untersuchungen möglich sind. Bis jetzt lassen die Daten aus vergleichenden Studien von 19 500 Geburten schließen, daß die Hoffnungen, die man in die Methode der Wassergeburt gesetzt hatte, sich auch zu erfüllen scheinen. Sowohl die Schmerzlinderung für die Mutter wie auch die Streßreduzierung für das Kind sind nicht auf Einzelfälle beschränkt, sondern generelle Charakteristika einer Wassergeburt.

Völkerkundliche Studien in anderen Kulturen (siehe S. 120) bestätigen die Beobachtungen der Wassergeburtshelfer in den modernen Industrieländern. Immer wieder stoßen Ethnologen auf die Wassergeburt, wenn sie zum Beispiel die Kolonisationsgeschichte von ganz unterschiedlichen Kulturkreisen unter die Lupe nehmen. Einige dieser Völker entbinden noch heute im Wasser: manche im Meer, andere in Flüssen oder natürlichen Wasserbecken. Die meisten wassergebärenden Völker, überwiegend Inselkulturen, glauben, daß eine normale Geburt etwa drei Stunden dauern sollte.

In ihrer Welt, unter einfachsten Lebensbedingungen, scheint die Wassergeburt eine optimale Form des Gebärens zu sein und den

Kindern die besten Chancen zum Überleben zu bieten. Auch europäische Frauen, die eine Wassergeburt ausprobiert haben, sind begeistert von der Stabilität ihrer Babys und der Unversehrtheit ihres eigenen Körpers. Solche Erfahrungen zwangen geradezu zum Umdenken und ließen Frauen, Hebammen und Geburtshelfer nach neuen Formen suchen, um auch in Europa eine zukunftsweisende Hinwendung zur Wassergeburt vollziehen.

1 Janet Balaskas: Aktive Geburt, München 1993
2 Michel Odent: Geburt und Stillen, München 1994
3 Dick Read: Mutter werden ohne Schmerz, Hamburg 1950
4 Herman Ponette: An Obstetrician's Experience of 1 600 Water Births, including Breech and Twin Births, Vortrag auf dem Congress on Water Birth, London 1995
5 Eric Sidenbladh: Wasserbabys, Geburt und Entwicklung in unserem Urelement, Essen 1983
6 Henry Gris: Dolphin Midwives, Simply Living No 2, 1987

Die regelrechte Geburt im Wasser

Wie sieht nun der Verlauf einer Wassergeburt aus? Mit der chronologischen Beschreibung des Geburtsablaufs wird im folgenden die Anwendung von warmem Wasser während der einzelnen Geburtsphasen beschrieben. Natürlich kann so nur ein grobes Bild entstehen, denn jede Geburt ist ein individuell geprägtes Ereignis. „Abweichungen" von dem beschriebenen Ablauf entstehen vor allem durch die Kombination des Wassers mit verschiedenen Gebärhaltungen, aber auch durch die individuellen Rahmenbedingungen wie das Selbstbewußtsein der Frau, die Intimität des Geburtsumfeldes oder das Körpergefühl und die Konstitution von Mutter und Kind.

Die Eröffnungsphase

In der Eröffnungsphase ist das Baden im warmen Wasser eine gute Möglichkeit, zu testen, ob die Wehen bereits den Beginn der Geburt anzeigen oder ob sie noch zu den Vorberei-tungswehen zählen. Die Wehen fühlen sich zu diesem Zeitpunkt an, als ob ein festes Gummiband unter dem Bauch und um das Kreuz herumliefe. Folgt jetzt der entspannenden Wärme eines „Testbades" ein Wehenstillstand, dann war alles „falscher Alarm" und die Frau kann noch einmal ein paar Stunden schlafen (meistens beginnen die Wehen nachts). Das Badewasser sollte nicht zu heiß sein, sondern etwa 37 Grad Celsius haben, und der Aufenthalt im Wasser nicht zu lange dauern, damit die Entspannung nicht zu einer Belastung von Herz und Kreislauf wird und dadurch in Anstrengung für Mutter und Kind umschlägt.

Setzen die Wehen beim Baden wieder ein, dann fängt die schräge Muskulatur der Gebärmutter an, sich zusammenzuziehen: Die Schwangere spürt bereits Vorwehen. Viele Frauen sind noch so abgelenkt, daß sie diese kaum wahrnehmen. Sollte allerdings neben der schrägen Muskelschicht auch die Ringmuskulatur am unteren Ende der Gebärmutter (siehe Abbildung S. 22) den Kontraktionen folgen, dann sind die Vorwehen schon schmerzhaft: Die Ringmuskulatur ist während der Schwangerschaft dafür verantwortlich, daß der Gebärmutterhals auch bei Belastungen geschlos-

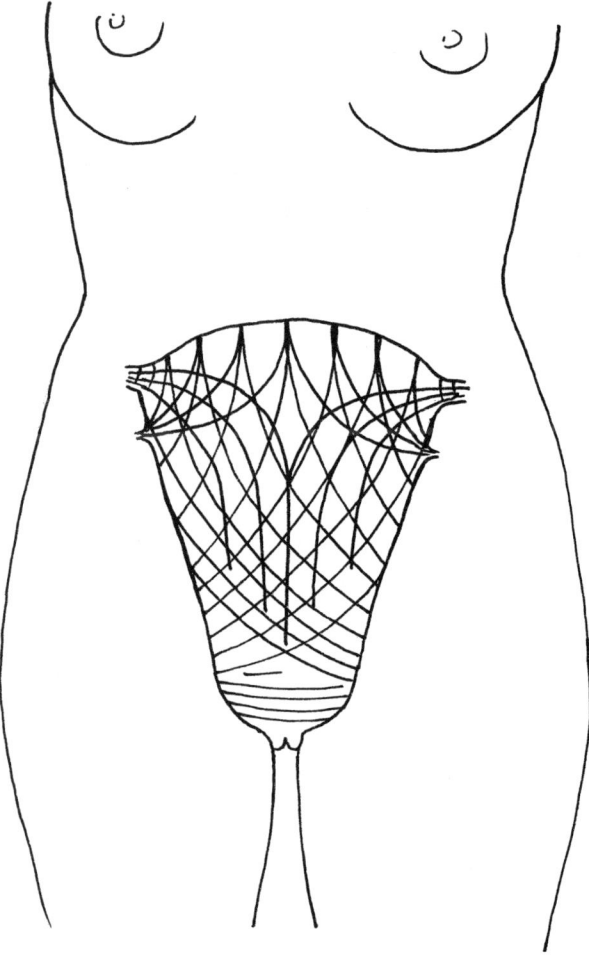

Die Gebärmutter besteht aus spiralförmig angeordneten Muskelsträngen, die sich während der Schwangerschaft im oberen Teil gitterförmig entfalten. Im unteren Teil bleibt eine Ringmuskulatur erhalten.

sen bleibt. Manchmal arbeiten die beiden Muskelschichten während der Wehen gegeneinander und lösen damit Schmerzen aus[1].

Eine Ursache für diese Verspannungen ist eine Art Urangst jeder Gebärenden vor plötzlich auftauchenden Störungen, die ursprünglich einmal das Kind vor diesen Gefahren (etwa einem Raubtier) schützen sollte. Bei manchen Frauen ist diese Angst in der Schwangerschaft unter Umständen verstärkt worden durch eine unangenehme Vorsorgeuntersuchung, unnötige Ultraschallkontrollen oder Horrorberichte anderer Frauen. In einer solchen Situation hilft das warme Wasser jeder Frau sehr, die untere Ringmuskulatur wieder weich werden zu lassen und damit den Wehenschmerz in der frühen Eröffnungsperiode zu nehmen. In der Vorwehenphase einer Geburt wirkt das warme Wasser also vor allem als Entspannungs- und Schmerzmittel.

Doch manchmal gelingt es nicht, den Wehenschmerz in der Eröffnungsphase zu vermeiden. Wie der Schweizer Psychosomatiker Rolf Adler beschreibt[2], wird Schmerz durch ein Konglomerat aus psychischen, sozialen und körperlichen Komponenten induziert. Schmerzen üben eine Entlastungsfunktion (wie ein Ventil) aus, wenn ein Konflikt nicht mehr zu ertragen ist. Deshalb sucht der Schmerztherapeut Professor Zimmermann am Schmerzzentrum Heidelberg neben den körperlichen auch die sozialen und seelischen Ursachen, bevor er Schmerzen behandelt[2]. Insbesondere Hebammen sind durch die enge Verknüpfung von sozialem, psychischen und körperlichen Befinden der Gebärenden mit der Entstehung von Schmerzen konfrontiert. Sie beobachten aufmerksam, welche Hinweise das Gebärverhalten der Frau zur Entstehung ihres ungewöhnlichen Wehenschmerzes gibt, doch nicht immer kann die Hebamme Lösungsmöglichkeiten anbieten. Ergeben sich in der Eröffnungsphase weitere medizinische Hinweise auf Komplikationen, wie zum Beispiel ein Blutdruckabfall, sollten die Beteiligten über eine Verlegung der Geburt an einen Ort, wo weitreichendere Hilfe möglich ist, nachdenken. Verstärkter Wehenschmerz in dieser Phase ist ein Signal, das auf möglicherweise erhebliche Schwierigkeiten in den folgenden Geburtsphasen hinweist, doch ist zu diesem Zeitpunkt in der Regel noch genügend Zeit, den Geburtsort zu wechseln.

Nach den Vorwehen in der frühen Eröffnungsphase tritt meist eine Wehenpause auf. Der Muttermund kann bis zu fünf Zentimeter geöffnet sein. Nun ist die Schwelle erreicht, an der die Wehen von kindlichen Impulsen ausgelöst werden. Die Wirkung des warmen Wassers kehrt sich ins Gegenteil, sie wirkt jetzt wehenanregend auf die Gebärmuttermuskulatur, anstatt sie zu entspannen. Die Wehen werden rhythmischer und auch kräftiger durch das Bad. Trotzdem liegt immer noch eine längere Pause zwischen den Wehen, so daß die Frau also meist Gelegenheit hat, sich von der Wehe wieder zu erholen – und mit ihr das Baby. Es ist gut, jetzt in oder auch außerhalb der Wanne herumzulaufen, auf einem Gymnastikball sitzend zu kreisen und den Bauch mit einem Wehenöl zu massieren. Ein häufiger Wechsel der Haltungen vermeidet, daß eine zu tiefe Entspannung alle Wehen vertreiben könnte. Jetzt ist es für die Frau auch angenehm, wenn der Körper zum Schutz gegen das Aufweichen eingeölt wird. Die Brust sollte dabei allerdings ausgespart werden, damit das Neugeborene sie gleich nach der Geburt in Anspruch nehmen kann. Die Massage und den Hautkontakt schätzen die meisten Frauen in dieser Phase sehr, denn beides gibt ihnen neue Kraft zur Wehenarbeit.

Die Wehen müssen in dieser Phase den kindlichen Kopf in den Beckeneingang hinein

und bis zur Beckenmitte hinunter schieben[3].
Der Eingang des kleinen Beckens ist quer-
oval. Der Rücken des Kindes muß also von
der Mutter aus gesehen zur Seite zeigen, das
Gesicht zur entgegengesetzten Seite schauen,
damit der längsovale Kopf in den Beckeneingang hineinpaßt. Bewegt die Mutter ihr Bekken während der Wehen wie beim Bauchtanz
in alle Richtungen, fällt es dem Kind leichter,
in die Höhle des kleinen Beckens zu gleiten[4].
In der aufrechten Haltung hat das mütterliche
Becken den größtmöglichen Umfang, so daß

dem Kind beim Stehen und Knien der Mutter
also viel Platz im mütterlichen Becken gebo-
ten wird. In dieser Wehenphase ist es von Vorteil, wenn der Wasserspiegel mindestens
50 Zentimeter hoch ist, damit der Bauch der
Frau auch beim Knien oder Hocken noch vom
Wasser bedeckt ist.

Um sich in den Wehenpausen der Eröffnungsphase zu erholen, kann sie sich zum
Beispiel auf den Rücken legen und in den Armen des Partners wiegen lassen. Die Ohren
sind dabei unter Wasser, um die Geräusche zu

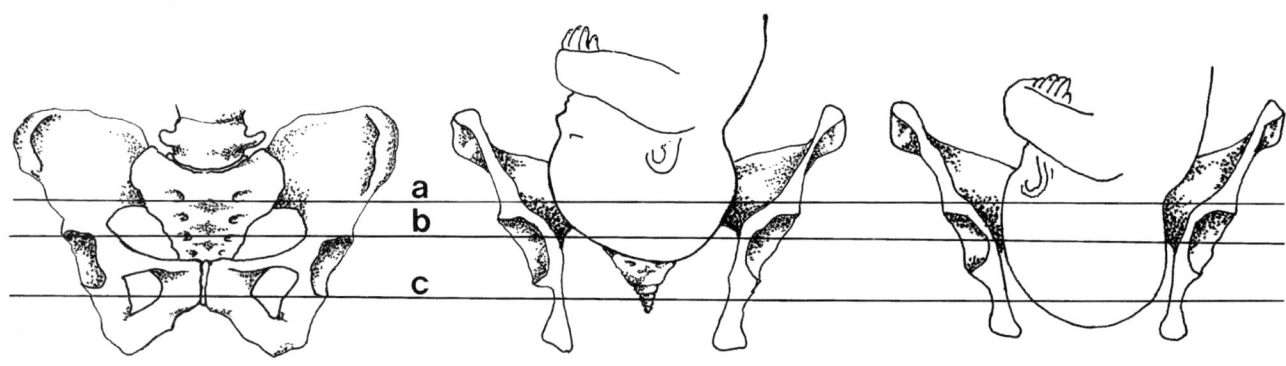

Der kindliche Körper überwindet den engen Geburtskanal des mütterlichen Beckens, indem er sich durch den querova-
len Beckeneingang (a), die kreisrunde Beckenmitte (b) und den längsovalen Beckenausgang (c) hindurchdreht.

dämpfen. Diese Entspannungsform macht die Konzentration auf den eigenen Körper intensiver und erleichtert es, die Energie für die nächste Wehe zu sammeln. Bei einigen Frauen können die Wehenpausen so lang werden, daß sie noch einmal außerhalb der Wanne herumlaufen müssen, um die Wehen wieder in Gang zu setzen. Das kann in der Wohnung, beim Treppensteigen oder im Freien geschehen. Frische, sauerstoffhaltige Luft im Wald, Park oder Garten wird ihr helfen, die Wehen wieder in Gang zu setzen.

Die Übergangsphase

Werden die Wehen länger und heftiger, dann hat die Übergangsphase begonnen. Insbesondere wenn die einzelnen Wehen so lange dauern, daß die Frau nicht mehr Anfang und Ende einer Wehe unterscheiden kann, verspricht das Wasser die beste Schmerzlinderung. Schon die nächste Wehe im Wasser wird wieder überschaubar sein. Mit einer konzentrierten Atmung kann die Schwangere wieder in den Wehenrhythmus einsteigen. Die Wehenhäufigkeit kann nun durch Positionswechsel vom Liegen zum Knien, Stehen oder Hocken gut reguliert werden. Viele Frauen sind erstaunt, wie sie im Wasser die Wehentätigkeit durch ihre Haltung selbst steuern können.

Der kindliche Kopf befindet sich in dieser Phase bereits in der kreisrunden Beckenhöhle. Die meisten Kinder scheinen die Wehen bis jetzt nicht als unangenehm zu empfinden, wie die kaum im Rhythmus gestörten Herztöne anzeigen. Der Druck auf den Kopf ist bis zur Beckenmitte nur gering, denn in der runden Beckenhöhle hat der Kopf des Babys noch viel Platz. Manchmal „wackeln" sie sogar leicht mit dem Kopf, wenn sie nicht gleich den besten Weg zur Enge des Beckenausgangs (kleines Becken) finden. Dann muß die Mutter wieder mit Bewegungen nachhelfen. Zu diesem Zeitpunkt empfinden Tänzerinnen kleine schnelle Hüftbewegungen, die man im Bauchtanz „Shimmy" nennt, am angenehmsten. Das Baby wird mit dem Shimmy geschaukelt und beruhigt, wenn es zögert, in die engste Höhlung, den Beckenausgang, hineinzugleiten. Sein Köpfchen wird durch die schnellen, kleinen Bewegungen sanft geschaukelt, so daß es sich durch die Enge „hindurchknöpfen" kann[4] (siehe Abbildung S. 24).

Diese Wehenphase ist die schmerzhafteste, denn zur fast vollständigen Eröffnung des Muttermundes kommt nun das Druckgefühl auf das Steißbein hinzu. Hockt sich die Frau jetzt hin, kann der kindliche Kopf leichter in den Beckenausgang hineinrutschen. Das warme Wasser hilft bei der Dehnung von Knochenverbindungen und Muskulatur. Der Beckenboden kann im Wasser elastisch werden wie ein Trampolin und gibt durch die Wärmedehnung fast jedem Druck nach. Gleichzeitig verhindert das Wasser Schwellungen, die den weichen Geburtskanal unelastisch machen würden. Erstgebärende brauchen im Wasser für den Übergang des Geburtsfortschrittes von der Beckenmitte zum Beckenausgang meistens zwei bis drei Wehen, während Mehrgebärende mit einer auskommen. Die Verkürzung des Geburtsvorgangs im Wasser im Vergleich zur Geburt außerhalb des Wassers ist in der Übergangsphase am deutlichsten spürbar.

Die Austreibungsphase

In der Austreibungsphase haben die Wehen wieder eindeutige Pausen, die sogar bis zu zwanzig Minuten andauern können. Der Kopf des Babys wird durch den weichen Geburtskanal (Scheidenkanal) unter dem Schambein hindurchgeschoben. Durch die höhere Elastizität der Gewebe im Wasser bieten Beckenboden und Scheidenwände relativ wenig Widerstand. Das Pressen mit der Bauchmuskulatur ist deshalb bei einer Wassergeburt nur selten notwendig, und die meisten Frauen nehmen im Wasser auch keinen Preßdrang wahr. Allerdings empfinden fast alle Frauen plötzlich Ängste, die sie nicht zuordnen können, obwohl sie sich bis hierher instinktiv richtig verhalten haben. Manche glauben, die Wehen könnten ausbleiben, oder sie wüßten nicht, wie das Kind anzufassen ist, oder was sie in der nächsten Wehe zu tun hätten. Die Ursache scheint eine hormonelle Umstellung zu sein: Fast jede Frau hat plötzlich Durst, ein Zeichen für die Wirkung des aktivierenden Hormons Adrenalin, das wir auch aus anderen Streßsituationen kennen.

Ein enormer Energieschub der Gebärmutter ist in der Austreibungsperiode notwendig, um das Kind herauszulassen. Michel Odent bezeichnet das Phänomen des Energieschubs als „Foetus-Ausscheide-Reflex"[5]. Ich nenne ihn lieber den „Let-down-Reflex", weil dies der Zeitpunkt ist, an dem eine Mutter ihr Kind loslassen muß. Die Beobachtung, daß Frauen nur schwer stillen können, wenn gerade zu diesem Zeitpunkt in den Geburtsverlauf eingegriffen wurde, läßt einen Zusammenhang vermuten zwischen dem Loslassen des Kindes während der Geburt und dem Hergeben der Muttermilch nach der Geburt. Der Begriff „Let-down-Reflex", der ursprünglich nur auf die Muttermilchproduktion angewendet wird, scheint daher für beide Vorgänge zuzutreffen. In jedem Falle reagiert dieser Reflex sehr sensibel auf Störungen während der Geburt: Die Bereitschaft der Mutter, sich jetzt von ihrem Kind zu lösen, beschleunigt oder verzögert die Austreibungsphase. Beachten Hebammen und Geburtshelfer die psychologische Sensibilität der Beziehung zwischen Mutter und Kind zu diesem Zeitpunkt, dann können sie die Frau in der bewußten Erfahrung des Ablösungsprozesses unterstützen. Aggressive Kräfte der Gebärenden werden freigesetzt, die dem Baby aus dem mütterlichen Becken heraushelfen[6].

Geburtsmedizinische Eingriffe wie Saugglocke oder Wehentropf zu Beginn der Austreibungsphase schneiden den Prozeß des „Let-down-Reflexes" ab: Sie hindern die Frau daran, Adrenalin und das Hormon Prolaktin, die zur Austreibung bzw. später zur Muttermilchbildung benötigt werden, in ausreichendem Maße zu produzieren. Mit ein wenig Geduld könnte die Geburt in solchen Fällen vielleicht doch natürlich verlaufen. Im Wasser ist das Befinden von Mutter und Kind meistens so gut, daß genug Zeit bleibt, den ursprünglichen Geburtsablauf wieder in Gang zu setzen. Mit Temperaturwechsel, Haltungsänderung oder Homöopathie kann den meisten Frauen geholfen werden. Viele Naturvölker unterstützen den Adrenalinschub sogar, indem sie der Gebärenden mit Lärm und Tanz einen Schrecken einjagen. Damit erhöhen sie die Bildung von Adrenalin, das wiederum Einfluß auf die Produktion des Prolaktins hat, die die Geburt des Babys beschleunigen[5]. Nach einer störungsfreien Wassergeburt kann sich der natürlich vorgesehene Prozeß der Mutter-Kind-Bindung anschließen. Sicherheit und Selbstvertrauen sind entstanden, und gerade sie bilden die besten Voraussetzungen für eine zufriedenstellende Stillphase.

Wie bei der Geburt „an Land", so ist auch bei einer Wassergeburt die tiefe Hockstellung eine günstige Gebärposition. Durch sie wird zusätzlicher Raum im Beckenausgang gewonnen. Die Schubkraft der Gebärmuttermuskulatur reicht in dieser Haltung meist vollkommen aus, um das Kind hinauszuschieben. Aktives Mitpressen könnte zu einem Dammriß führen und ist deshalb zu vermeiden. Um den Damm zu schützen, sollte die Gebärende mit der eigenen Hand am Damm ertasten, wie groß die Kraft der kommenden Wehe ist. Dann kann sie leicht entscheiden, ob sie aktiv mitpressen oder sich einfach der Wehenkraft hingeben soll. Bei dieser Form der aktiven Geburt passen die Frauen intuitiv ihre Körperhaltung an die Durchtrittsbewegung des kindlichen Kopfes durch das Becken an, womit auch Verletzungen an Damm und Scheide verhindert werden.

Der Energieschub der Austreibungsperiode durch das Adrenalin hält noch für etwa zwölf Stunden nach der Geburt an. Die meisten Frauen erleben, daß sie nach der Entbindung sehr hungrig sind und noch lange nicht schlafen können: „Eben war ich noch so müde, jetzt bin ich aber viel zu aufgekratzt zum Schlafen!" Die in manchen Kliniken verbreitete Praxis, der Frau das Kind in den ersten sechs Stunden nach der Geburt wegzunehmen, damit sie sich von den Geburtsstrapazen erholen kann, ist aus medizinischer Sicht Unsinn. Die Natur hat offensichtlich eine besonders intensive Aufmerksamkeit der Mutter für ihr Neugeborenes in den ersten Lebensstunden vorgesehen, nicht zuletzt, um Mimik und Gestik ihres Kindes in Ruhe verstehen zu lernen.

Die Geburt

Die Geburt des Kindes findet in zwei Etappen statt: Zuerst wird der Kopf geboren, dann erst folgt mit einer weiteren Wehe der übrige Körper. Ist der Kopf vollständig erschienen, dann gibt es keinen Anlaß zur Eile, denn die nächste Wehe läßt sehr wahrscheinlich auf sich warten. So haben die Eltern Zeit, ihr Baby zu begrüßen, zu streicheln und anzusprechen. Wasserbabys schauen dabei meist mit großen Augen umher. Auch Vater und Geschwister können nun den ersten Kontakt mit dem neuen Familienmitglied aufnehmen und damit einen Grundstein für eine liebevolle Familienbande legen.

Mit der nächsten Wehe wird sich dann das Baby durch den Geburtskanal drehen. Seine Schultern und der restliche Körper gleiten meist mit nur leichter Unterstützung der Mutter heraus. Auch jetzt könnte das Mitpressen der Frau einen Dammriß verursachen und sollte deshalb vermieden werden. Ist das Kind geboren, sollte es sofort aus dem Wasser gehoben werden, um seinen ersten Atemzug zu tun. Jetzt haben die meisten Begleiter, manchmal auch die Mütter, Angst, das Kind falsch anzufassen. Geburtshelfer müssen hier mitunter etwas nachhelfen und die großen Erwachsenenhände zu dem kleinen Kinderkörper führen. Dieser Moment des aktiven Kontaktes mit dem Neugeborenen ist für die Eltern ein sehr prägendes Erlebnis: Fürsorge und Liebe zum Kind finden jetzt ihren ersten unmittelbaren Ausdruck.

Sowie das Baby nach der Geburt keinen Wasserkontakt mehr spürt, wird es seinen ersten Atemzug tun. Bis es dann aber endlich regelmäßig atmet, vergeht meist einige Zeit, während es immer noch über die Nabelschnur von der Mutter Sauerstoff bekommt. Diese doppelte Versorgung mit Sauerstoff ist auch deshalb notwendig, weil das Kind in den ersten zwei Minuten nach der Geburt sehr viel davon benötigt, um seine verbrauchten Sauerstoff-Reserven wieder aufzufüllen. Bis zur Jahrhundertwende warteten Hebammen und Geburtshelfer mindestens eine Stunde, längstens aber bis zum Kaltwerden der Nabelschnur mit dem Abnabeln.[7] Heute gilt im Kreißsaal die Regel des sogenannten Sofort-Abnabelns (innerhalb von fünf Minuten), spätestens aber wird nach 20 Minuten abgenabelt. Durch das Sofort-Abnabeln wird die Doppelversorgung mit Sauerstoff verhindert, um die selbständige und regelmäßige Atmung des Kindes zu erzwingen. Viele Eltern wünschen sich aber ein Spät-Abnabeln, das dem Kind über 20 Minuten hinaus die Doppelversorgung bietet: Eine Wassergeburt gibt dazu Gelegenheit. Das Baby hat genug Zeit, seine Atmung langsam regelmäßig werden zu lassen.

In der Übergangszeit des Atmen-Lernens muß das Baby gewärmt werden. Viele Frauen benutzen dazu wieder das Wasser. Sie wiegen es im warmen Wasser und lassen nur sein Gesicht herausschauen. Das ist angenehm für das Baby, denn seine gepreßten Schädelplatten und gedrückten Gliedmaße können sich so wieder sanft entfalten. Die meisten Kinder genießen dieses entspannende Bad, strecken und dehnen sich und ertasten ihren neuen Lebensraum. Manche Schmerzempfindung wird jetzt mit einem tiefen, entspannenden Atemzug wieder „abgegeben".

Die Nachgeburt

Über die Temperatur des Wassers während der Nachgeburtsphase bestehen verschiedene Ansichten. Diejenigen, die mit der Wassergeburt vor allem den Wehenschmerz lindern wollen, halten die Temperatur während der ganzen Geburt konstant auf 37 Grad Celsius, bis das Kind aus dem Wasser herauskommt. Diejenigen, die den Übergang ins freie Leben für das Kind besonders sanft gestalten wollen, lassen die Wassertemperatur über die Wehenphasen hinweg auf 30 bis 32 Grad Celsius abkühlen, um dem kindlichen Herz-Kreislaufsystem die Arbeit zu erleichtern. Von der Entscheidung zwischen diesen beiden Methoden hängt ab, wie die Nachgeburtsphase gestaltet werden sollte:

Die Warmwasser-Methode:
Hat sich die Frau für die Warmwasser-Methode entschieden, bleibt ihr nach der Geburt viel Zeit, das Kind ausgiebig kennenzulernen. Das warme Wasser wird die Plazenta noch eine Weile frisch erhalten[8] und so das Kind gut versorgt sein lassen. Zwischen Geburt und Nachgeburt können zwanzig Minuten oder auch zwei Stunden vergehen. In dieser Zeit kann die Mutter ihr Baby in aller Ruhe an die Brust legen. Das Saugen ihres Kindes läßt sie dann das Wehenhormon (Oxytocin) ausschütten, das die Nachgeburtswehen auslösen wird. Jetzt muß sie aus dem warmen Wasser heraussteigen, um die Plazenta außerhalb des Wassers auszutreiben. So wird vermieden, daß Wasser und Keime in die Blutbahn gelangen, denn wenn sich die Plazenta von der Gebärmutterwand löst, entsteht eine offene Wundfläche. Das warme Wasser würde die Blutgefäße entspannen und sie zu einer leichten Eintrittspforte für Krankheitserreger machen. Wann der beste Zeitpunkt zum Ausstieg aus dem Wasser ist, empfehlen Hebamme oder Geburtshelfer.

Die Kaltwasser-Methode:
Viele Frauen verlangen schon in der anstrengenden Übergangsphase nach Abkühlung. Die Energie, die sie in dieser Phase entwickeln müssen, ist vergleichbar mit der eines Bergsteigers, der einen Gipfel erklettert. Eine Wassertemperatur zwischen 30 und 32 Grad

Celsius wird bei solcher Muskelarbeit als angenehm warm empfunden. Will die Frau in der Austreibungsphase das Wasser nicht wieder auf 37 Grad Celsius aufwärmen, dann hat sie sich für die zweite Wassergeburts-Methode, die Tscharkowskij-Methode entschieden.

Bei der Tscharkowskij-Methode wirkt die Wassertemperatur von etwa 30 Grad Celsius tonisierend (zusammenziehend) auf die Gefäßwände, wodurch eine Blutungsgefahr für die Frau stark reduziert wird. Da sich zusätzlich der Muttermund kurze Zeit nach Austritt des Kindes verschließt, haben Wasser und damit Keime offenbar kaum eine Chance, in die Blutbahn einzudringen. Deshalb kann die Frau auch während der Nachgeburtsphase noch im Wasser bleiben. Allerdings muß man mit einer schnellen Ablösung der Plazenta rechnen, denn der Verschluß der Gefäße beendet auch die Versorgung der Plazenta. Sie löst sich innerhalb der ersten zwanzig Minuten nach der Geburt, oft schon in den ersten fünf Minuten. Die Wassergeburtshelfer erkennen am Aussehen und Verhalten des Babys, wann es Zeit für die Abnabelung ist: Viele nabeln das Baby bereits während der Plazenta-Ablösung ab, andere trennen die Nabelschnur erst nach der Plazentageburt durch.

Muß man mit einer besonderen Blutungsbereitschaft der Entbundenen rechnen, dann kann das Wasser aus der Wanne hinausgelassen und die Nachgeburt mitsamt der Nachblutung in einem Becken aufgefangen werden. Man kann das Wasser aber auch als blutstillendes Hilfsmittel nutzen, indem man kaltes Wasser zulaufen läßt. Die niedrigere Temperatur des Bades wird die Nachblutung zum Stehen bringen. Das Baby sollte dann allerdings aus dem Bad herausgenommen werden, damit es nicht auskühlt.

Das Wochenbett

Ungefähr eine Stunde nach der Geburt tritt eine starke Blutung auf, die ich als „Reinigungsblutung" bezeichne, weil sie zum Ausschwemmen von körperfremden, kindlichen und überflüssigen Rückständen in der Gebärmutter, also zur Reinigung dient. Sie ist sturzartig und heftig, hält aber nur Sekunden an. Sowie diese Blutung zum Stillstand kommt, kann die Frau duschen und sich hinlegen, um ihr Kind in aller Ruhe noch einmal anzulegen, bis es beide Brustseiten kennengelernt und mit seinem Speichel markiert hat.

Die Familie hat jetzt viel Zeit, die Ankunft des neuen Kindes zu genießen.

Damit hat das Wochenbett begonnen. Nach etwa zwölf Stunden wird die Frau noch einmal stärker bluten: Ein Blutgerinnsel, das die Wunde der Gebärmutter an der Stelle der Plazenta verschlossen hat, wird nun ausgestoßen. Erst danach kann die seröse Heilung der Gebärmutterwand beginnen und eine neue Schleimhaut gebildet werden. Dieser Prozeß ist mit der Schorfbildung an der Oberflächenhaut des Menschen zu vergleichen, denn auch hier verschließt zunächst ein Blutgerinnsel die Wunde, und nach Stillstand der Blutung bildet sich eine schützende Schorfschicht, die der Wundfläche eine Neubildung der Oberflächenhaut ermöglicht. Von jetzt an bis etwa zum dritten Tag wird die Blutung vor allem während des Stillens etwa regelstark sein. Ab dem dritten bis fünften Tag hört sie meist ganz auf und erfordert allenfalls noch Slipeinlagen. Einmal täglich, meist zur Uhrzeit der Geburt, wird die Blutung wieder regelstark auftreten. Ist das Baby zum Beispiel um zwölf Uhr geboren, dann hat die Mutter meist täglich um die Mittagszeit eine menstruationsstarke Blutung. Zwischen dem fünften und zehnten Tag versiegt die Blutung bis auf eine Schmierblutung und ab dem vierzehnten Tag können die meisten Wassergeburts-Frauen wieder ins Schwimmbad gehen.

Bei den Müttern, die während des Wochenbetts oft ins Wasser gehen, um mit ihrem Kind darin Bewegungsübungen zu machen, verheilen Wunden an Damm und Scheide besonders schnell. Das Baden dient also auch zur besseren Heilung bei Verletzungen wie Dammrissen und Hämorrhoiden. Zur Unterstützung dieses Effekts gibt man gerne heilende Badezusätze wie Eichenrinden-Extrakt oder ätherische Öle von Zypresse und Lavendel ins Wasser[9]. Allerdings sollte das Baby die Wanne schon verlassen haben, bevor die Badezusätze hineingegeben werden, denn die Wirkung der Heilkräuter ist für Neugeborene noch zu stark. Ansonsten dürfen Mutter und Kind zusammen das Baden während des Wochenbettes genießen.

1 Dick Read: Mutter werden ohne Schmerz, Hamburg 1950
2 TV-Reportage in dem Magazin „Format NNZ" (Neue Zürcher Zeitung), VOX 15. 4. 1995
3 J. G. B. Russell: The Rationale of Primitive Delivery Positions, British Journal of Obstretics and Gynaecology, Bd. 89, 1982, S. 712–715
4 Wendy Buonaventura: Bauchtanz, die Schlange und die Sphinx, München 1984
5 Michel Odent: Geburt und Stillen, München 1994
6 Jessica Johnson, Michel Odent: We are All Waterbabies, Madrid 1994
7 Ferdinand Liskow: Frauenkrankheiten, Die Anwendung des Naturheilverfahrens während der Schwangerschaft, bei und nach der Entbindung, Bilz-Naturheilanstalt, Wien 1898
8 Roger Lichy, Eileen Herzberg: The Waterbirth Handbook, Bath 1993, S. 189
9 Maggie Tisserand: Die Geheimnisse wohlriechender Essenzen, Aitrang 1985

Die Risikogeburt im Wasser

Viele Komplikationen einer Geburt können mit der heilenden Wirkung des Wassers zumindest positiv beeinflußt, oft sogar behoben werden. Zum Beispiel werden verlängerte Wehenperioden, die durch ein enges Becken oder ein großes Baby verursacht werden, durch das warme Wasser erheblich verkürzt. In der entspannenden Wärme kann sich das Becken beim Durchtritt des kindlichen Kopfes leichter weiten und die Muskulatur gibt stärker nach. Wenn ein Wechsel der Umgebung die Geburt wieder in Gang setzen könnte (wie ein homöopathisches Merkmal beschreibt), kann das warme Wasser Wunder wirken. Hebammen sind immer wieder überrascht, wie schnell die Geburt im Wasser vorangeht.

Dicke Babys

Bei sehr großen und dicken Kindern, durch einen Schwangerschaftsdiabetes (Gestationsdiabetes) oder andere physiologische Funktionsstörungen entstanden, kann die Wassergeburt als regelrechte Therapie eingesetzt werden. Hier ist nicht nur die bessere Dehnbarkeit der Geburtswege, sondern auch die Verkürzung der Geburtszeit von Bedeutung. Das Wasser und die aufrechte Haltung während der Geburt lassen das knöcherne Becken leichter nachgeben, wenn der kindliche Kopf das Becken passiert. Die Schulterdystokie, das Steckenbleiben der kindlichen Schultern, wenn der Kopf bereits geboren ist, trat bei Wassergeburten bisher nicht auf. Eine Schulterdystokie kommt im Kreißbett bei durchschnittlich zwei Prozent aller Geburten vor, wobei meistens Neugeborene mit einem Gewicht über 4000 Gramm betroffen sind. Sowohl die aufrechte Gebärhaltung als auch die mütterliche Bewegung im Wasser vermeiden diese Komplikation. Das Gewebe des Geburtskanals ist im Wasser so entspannt, daß es trotz Wehendruck nicht anschwillt und dem kindlichen Kopf weniger Widerstand bietet.

Noch ein weiterer Aspekt der Wassergeburt ist bei dicken Kindern von therapeutischer Bedeutung: Eine schnellere und streßarme Geburt senkt den Energieverbrauch von Mutter und Kind. Nach der Wassergeburt tritt deshalb nur selten ein Zuckerabfall beim Kind auf, so daß die sonst übliche Zufütterung von

Glukose bei dicken Babys nach Wassergeburten meist unnötig ist. Die zusätzliche Belastung der Leber durch den Glukose-Abbau wird so vermieden und beugt auch einer Neugeborenen-Gelbsucht vor.

Narben

Oft empfinden Frauen Schmerzen, weil Narben von vorangegangenen Geburtsverletzungen wie Dammschnitten oder Kaiserschnitten nicht gut verheilt sind. Das Narbengewebe ist dann unelastisch und wirkt als schmerzhaftes Geburtshindernis. Im warmen Wasser dagegen werden solche Narben wieder weich, auch große und schlecht verheilte Dammnähte reißen bei einer Wassergeburt nur selten wieder ein. Die Chance, ohne Riß und Schnitt zu entbinden, ist bei einer Wassergeburt genauso groß wie bei einer Erstgebärenden.
Narben sind bei dieser Geburtsform also kein Geburtshindernis. Im Gegenteil: Viele Frauen, die bereits einen Kaiserschnitt hatten, können erst im Wasser eine normale Geburt erleben. Die positive Wirkung von warmem Wasser auf Muskulatur, Kreislauf, Wehenstärke und Elastizität des knöchernen Beckens straft den

pauschalen Grundsatz „Einmal Kaiserschnitt, immer Kaiserschnitt!" Lügen. Viele Ärzte, die Wassergeburten in Kliniken begleitet haben, darunter Dr. Muscat auf Malta, Dr. Ponette in Belgien und Dr. Rosenthal in Kalifornien[1], haben festgestellt, daß Frauen mit vorangegangenem Kaiserschnitt im Wasser große Chancen haben, normal zu entbinden. Dr. Gordon aus England bezeichnete einen Kaiserschnitt als eine ausgesprochene Indikation zur Wassergeburt. Frauen, die nach einem Kaiserschnitt wieder schwanger werden, sollten diese Alternative zumindest in Erwägung ziehen.

Austreibungsphase ohne Pressen

Frauen, die während der Geburt wegen Gefäßproblemen nicht stark pressen dürfen, weil sie zum Beispiel eine Netzhautablösung am Auge befürchten müssen oder ein Hämorrhoidalleiden haben, können dies bei einer Wassergeburt vermeiden. Wenn der kindliche Kopf normal groß ist, verspüren die Frauen im Wasser bei aufrechter Haltung keinen Preßdrang. Der Schub der Gebärmuttermuskulatur reicht aus, um das Kind herausgleiten zu lassen.

Auch Frauen, die an Krampfadern leiden, kann eine Wassergeburt große Schwierigkeiten ersparen. Die Warmwassermethode hat in diesen Fällen allerdings den Nachteil, daß die Wärme die Gefäßwände erschlaffen läßt und damit die Gefahr besteht, daß Blut in den krankhaft veränderten Venen versackt. Frauen mit Krampfadern sollten deshalb erst in der Übergangsphase ins Wasser steigen und die Geburt nach der Tscharkowskij-Methode in Wasser mit 30 bis 32 Grad Celsius beenden. Das kühle Wasser wird die Gefäße so eng stellen, daß eine Blutung in der Regel vermieden wird.

Bluthochdruck

Den beeindruckensten Effekt aber erreicht man mit Hilfe einer Wassergeburt bei Schwangeren, die an hohem Blutdruck (Hypertonie) leiden. Bereits seit 1979 belegen wissenschaftliche Studien den Zusammenhang von unbewußten Ängsten und Sorgen mit der Hypertonie[2]. In der Schwangerschaft fühlen sich Frauen mit Bluthochdruck oft vernachlässigt, meist ertragen sie das Wachsen ihres Babys wie ein Opfer. Gleichzeitig haben sie ein schlechtes Gewissen, daß eine stärkere Wahrnehmung ihrer eigenen Bedürfnisse die Schwangerschaft und das Baby beeinträchtigen könnten. Sie haben sich psychisch also in eine Art „Zwickmühlen-Situation" hineinmanövriert.

Diese Frauen erleben bei der Geburtsvorbereitung im Wasser (oft zum ersten Mal), daß sie auch sich selbst etwas Gutes tun dürfen, ohne dem Ungeborenen zu schaden, und dabei nicht vom Urteil eines anderen abhängig sind. Sie erkennen darüber hinaus erstmals, daß auch das Kind in ihrem Bauch schon eine eigene Persönlichkeit ist, von der man sich auch abgrenzen können sollte. Neben einer Gesprächstherapie, die den eigenen Konflikt zur Mutter bearbeiten sollte, können Entspannungstechniken im Wasser eine wertvolle Unterstützung sein. Sie helfen, die Bedürfnisse des eigenen Körpers wahrzunehmen und zu akzeptieren.

Die Geburtsvorbereitung im Wasser ist also gerade für Frauen mit Bluthochdruck besonders wichtig. Das warme Wasser (zwischen 35 und 37 Grad Celsius) vermittelt ihnen dann später während der Geburtswehen, daß sie loslassen und auf ihren Körper vertrauen können. Dadurch sinkt ihr Adrenalinspiegel, der für die Blutdrucksteigerung verantwortlich war. Der amerikanische Wissenschaftler Doniec-Ulman und andere haben herausgefunden, daß bei einer Wassergeburt der Blutdruck der mütterlichen Aorta in der ersten Stunde im Wasser absinkt, im Lungenbereich dagegen ansteigt. Dadurch wird zusätzlich die Sauerstoffversorgung von Mutter und Kind erheblich verbessert[3].

Ödeme

Im letzten Drittel der Schwangerschaft entwickeln viele Frauen Ödeme: Körperflüssigkeit sammelt sich im Gewebe von Armen und Beinen an. Im Wasserbad normalisieren sich diese Ansammlungen, weil das Wasser den Rückfluß der Zellflüssigkeiten aus dem Gewebe in die Blutbahn bewirkt. Verantwortlich dafür ist die unterschiedliche Konzentration an gelösten Stoffen (Salzen, Proteinen etc.) in Körperflüssigkeit und Badewasser, die den Ausgleich innerhalb der Gewebe veranlaßt (Osmose). Gleichzeitig steigt der Spiegel des Wehenhormons Oxytocin an und unterstützt die Rhythmik der Wehentätigkeit.

Wasser kann einen Geburtsstillstand bei Frauen mit schwangerschaftsspezifischen Erkrankungen (Gestosen), wieder in Gang bringen[3]. Gestose-Frauen können bei einer Geburt erfahren, daß ihr Körper ohne fremde Hilfe und aus eigenem Antrieb zuverlässig arbeitet, was oft zu einer Heilung vom Krankheitsbild führt. Sie haben dann die besten Chancen, die folgende Schwangerschaft ohne Symptome einer Gestose zu erleben.

Die Methode der Wassergeburt ist eine durchaus erfolgreiche Therapie bei Bluthochdruck und Ödemen in der Schwangerschaft. Die Grenzen ihrer Wirksamkeit erreicht sie allerdings, wenn zusätzlich Fieber oder Schmerzen im Oberbauch als akut-kritische Warnsignale einer Gestose auftreten. In diesem Fall ist immer ärztliche Hilfe und oft eine operative Geburtsbeendigung in einer Klinik notwendig.

Vorzeitiger Blasensprung

Manchmal platzt die Fruchtblase schon, bevor die Frau richtige Wehen spürt. Hierfür gibt es verschiedene Ursachen wie zum Beispiel Hormonschwankungen, die in der Schwangerschaft homöopathisch, mit Bachblüten oder alternativen Heilmethoden meist gut zu beeinflussen sind. Gelingt dies nicht und kommt es trotzdem zu einem vorzeitigen Blasensprung, muß die Wehentätigkeit mit Hilfe von Bewegung, Homöopathie oder energetischen Leitungstherapien angeregt werden. Warmes Wasser würde in diesem Fall die Wehentätigkeit noch zusätzlich behindern, denn nicht Entspannung, sondern Spannungsaufbau und Energie sind in dieser Situation erwünscht. Haben die Wehen endlich eingesetzt, kann man bei regelmäßiger, kräftiger Wehentätigkeit eine Wassergeburt einleiten.

Muß man allerdings auf künstliche Wehenhormone zurückgreifen, um die Geburt in Gang zu bringen, sollte man keine Wassergeburt versuchen. Die Steuerung der Wehenstärke ist mit künstlichen Hormonen schwierig und belastet oft den mütterlichen wie auch den kindlichen Kreislauf. Warmes Wasser würde diesen Effekt noch verstärken, so daß statt Entspannung zusätzlicher Streß entstehen könnte. Bei vielen Medikamenten machte man die Erfahrung, daß ihre Wirkung durch ein warmes Bad in nicht vorhersehbarer Weise verstärkt wird. Deshalb ist grundsätzlich jeglicher Einsatz von Medikamenten bei einer Wassergeburt zu vermeiden: Eine Entbindung mit Hilfe eines Wehentropfes soll nicht im Wasser stattfinden.

Grünes Fruchtwasser

Manchmal sind mütterliche Wehen und kindlicher Geburtsimpuls nicht im Einklang. Organische und auch psychische Ursachen können das Zusammenspiel von Mutter und Kind stören. Dann kommt es vor, daß der mütterliche Hormonhaushalt auf den wehenauslösenden Hormonfaktor des Kindes nicht genügend reagiert. Die Wehen reichen dann für einen Geburtsfortschritt nicht aus und ziehen die Dauer der Eröffnungsphase in die Länge. Für ein Baby, das schon geboren sein wollte, kann dies eine Streßsituation sein. Es läßt das Kindspech, das Mekonium, aus dem Darm ab, und das Fruchtwasser verfärbt sich je nach Menge heller oder dunkler grün.

In dieser Situation muß es gelingen, kräftige Wehen in Gang zu setzen, damit die Geburt des Kindes möglichst schnell beendet wird. Die Wehenanregung durch warmes Wasser ist hier meistens erfolgreich, insbesondere wenn die Frau schon einmal geboren hat: Die Geburt kann dann besonders schnell voranschreiten. Die Wehen wirken im Wasser nicht sehr anstrengend auf das Baby, dennoch ist, wie bei jeder Wehenanregung, der Zustand des Kindes besonders gut zu überwachen. Auch bei einer Wassergeburt kann man mit einem wassertauglichen Herztonschreiber (CTG) ein Protokoll von kindlichen Herztönen und mütterlichen Wehen aufzeichnen (siehe S. 88).

Durch den verzögerten Geburtsverlauf muß der Geburtshelfer damit rechnen, daß die Sauerstoffreserven des Ungeborenen erschöpft sein könnten und das Baby frühzeitig atmen muß. Deshalb sollte das Kind möglichst an der Luft geboren werden. Dazu kann die Frau während der Geburt des kindlichen Kopfes aus dem Wasser aufstehen. Mit einer späten Abnabelung verlängert man die Phase, in der das Baby mit der doppelten Menge Sauerstoff versorgt wird. Mit dieser „Mischform" aus konventioneller und Wassergeburt kann die Frau die Heilwirkung des Wassers nutzen und das Kind gleichzeitig trotzdem „auf dem Trockenen" gebären.

Geburten, die nicht im Wasser stattfinden sollten

An einigen Kliniken, die Wassergeburten anbieten, stellte man fest, daß etwa ein Viertel der Frauen kurz vor Erscheinen des kindlichen Kopfes aus dem Wasser heraussteigen[4]. Sie empfinden das Wasser zu diesem Zeitpunkt nicht als Hilfe, sondern eher als „unheimlich", wie manche sagen. Die Entscheidung dem Gefühl der Mutter zu überlassen, hat sich in den meisten Fällen als richtig erwiesen: Das Baby wäre tatsächlich oft mit einer Wassergeburt überfordert gewesen, weil es zum Beispiel aus einer Angstempfindung heraus sofort nach Verlassen des Mutterleibes atmen mußte. Wenn Frauen schon in der Schwangerschaft gelernt haben, die Ängste ihres Kindes wahrzunehmen und zu deuten, gibt das dem Geburtsverlauf ein zusätzliches Maß an Sicherheit.

Die Ursache für den Atemimpuls des Kindes ist ein erhöhter Sauerstoffbedarf. Gestosen, lange Wehendauer mit oder ohne vorzeitigem Blasensprung oder kindliche Unreife, alle diese Gründe können ein sofortiges Atmen des Kindes nach der Geburt notwendig machen. Dieses Phänomen, das auch Taucher in der Anfangszeit kennen, bezeichnet man als sogenanntes Streßatmen. Wenn das Neugeborene unter Angst oder einem anderen Streßfaktor, gleich welcher Ursache, die Geburtswege passieren mußte, verbraucht es offenbar mehr Sauerstoff und nutzt deshalb die erste Gelegenheit, nämlich schon nach der Geburt des Kopfes, zum Atmen. Diese Kinder sollten also nicht im Wasser geboren werden.

Besonders hoch scheint der Sauerstoffbedarf eines Kindes zu sein, das zu früh das Licht der Welt erblickt, also ein nicht ganz ausgereiftes Atmungssystem mitbringt. Bei einer Frühgeburt sollte der Geburtstreß für das Kind deshalb so gering wie möglich gehalten werden. Warmes Wasser wirkt in der Eröffnungsperiode deshalb hilfreich, weil es die Geburtsdauer verkürzt. Die Frau sollte daher so lange wie möglich die Vorteile des warmen Wassers nutzen. Wenn dann der kindliche Kopf erscheint, muß das Baby die Gelegenheit bekommen, sofort selbständig zu atmen und sollte also nicht ins Wasser hinein geboren werden. Die Frau kann in der Wanne aufstehen und das Kind über der Wasseroberfläche gebären. Durch diesen Kompromiß werden die Vorteile des Wassers genutzt und dem Bedürfnis des Kindes gleichzeitig Rechnung getragen. Die Entspannung des mütterlichen Gewebes ist ausreichend, wenn die Übergangsphase noch im Wasser verarbeitet wurde.

Nachdem das Kind geboren ist, sollten beide wieder ins Wasser zurückkehren, um sich dort aufzuwärmen. Die doppelte Sauerstoffversorgung über die Nabelschnur und die eigene Lunge füllen den Vorrat des Kindes für die nächsten Stunden auf. Bewegungen im Wasser helfen ihm, die Verspannungen in Genick und Wirbelsäule zu lösen. Es gewinnt Zeit, seinen Kreislauf langsam umzustellen, während es noch von der mütterlichen Plazenta versorgt wird.

Damit die intime Atmosphäre, die Privacy, nicht gestört wird, sollten bei einer Wassergeburt nur Menschen anwesend sein, die vor dem Wasser keine Angst haben. Gerade das Wasser ist ein besonders sensibler Informationsträger, der Energien leicht verstärkt. Befürchtet jemand Gefahren durch die Geburt, dann wird sich diese Angst auf Mutter und Kind übertragen. So ist es sicher kein Zufall, daß sich für die ersten Wassergeburten vor allem Taucherinnen und Taucher – ob als Eltern oder als Geburtsbegleiter – entschieden haben. Angst ist eine Kontraindikation zur Wassergeburt.

Für welche Frau ist eine Wassergeburt geeignet?

Grundsätzlich kann jede Frau die Vorteile einer Wassergeburt nutzen. Allerdings sollte ihr das Element Wasser vertraut sein und keine Angst machen, damit sie sich auf ihre Gefühle und Instinkte während der Geburt verlassen kann, denn sonst kann auch die Gebärende zum „Streßatmer" werden.

Zunächst hat jeder Mensch eine Art „Urangst" vor dem Wasser, die die meisten Frauen beim Baden und Schwimmen bereits als Kind überwunden haben. Doch es gibt einige Menschen, die nie ausreichend Kontakt mit dem Wasser hatten und weder schwimmen noch tauchen gelernt haben. Manche Frauen hatten früher einmal ein negatives Erlebnis im Zusammenhang mit Wasser, haben daraufhin ganz spezifische Ängste entwickelt und fürchten sich seither vor der Dunkelheit unter Wasser oder dem Wasserdruck in der Tiefe und reagieren gar mit Haut- oder Atemproblemen. Doch auch solche Menschen können den Versuch machen, in einer speziellen Geburtsvorbereitung im Wasser ihre Ängste abzubauen und festgefahrene Verhaltensmuster zu verändern und damit Schwangerschaft und Wassergeburt geradezu als Therapie zur Selbstheilung zu nutzen.

1 Jessica Johnson, Michel Odent: We are All Waterbabies, Madrid 1994
2 Beate Wimmer-Puchinger: Schwangerschaft als Krise, Psychosoziale Bedingungen von Schwangerschaftskomplikationen, Berlin 1992
3 Doniec-Ulman et al.: Water Immersion-Induced Endocrine Alterations in Women with EPH-Gestosis, Clin. Nephrol. 28, 1987, S. 51–55
4 Michel Odent: Birth Reborn, New York 1984

Geburtshilfe und Wassergeburt

Die Wassergeburt ist eine Gebärform, die der Frau eine selbstbestimmte, aktive Geburt ermöglicht. Sie fühlt sich meistens nicht so hilflos und ausgeliefert wie bei einer Entbindung im Kreißbett. Sowohl das Wasser als auch die frei wählbare Haltung erleichtern ihr die Wahrnehmung für die Vorgänge in ihrem Körper. Viele Frauen berichten, daß schon die aufrechte Haltung geholfen hat, den Geburtsverlauf selbst zu beeinflussen. Das Wasser gab ihnen darüber hinaus Schmerzlinderung und einen Schutzraum, der sie vor unnötigen medizinischen Eingriffen bewahrte. Sowohl das Anlegen eines Wehentropfes, die Blasenöffnung oder der Dammschnitt können durch die Wasseranwendung vielfach vermieden werden.

Wassergeburt und Wehentropf

Zur Beschleunigung der Geburt wird oft ein künstliches Wehenhormon eingesetzt. Eine Infusion, die im Wasser in die mütterliche Armvene gelegt werden soll, könnte zur Eintrittspforte für Infektionen werden. Eine Kanüle für den Wehentropf im Arm ist darüber hinaus eine enorme Einschränkung der Bewegungsfreiheit. Die anregende Wirkung des warmen Wassers auf die Wehentätigkeit macht dagegen den Einsatz eines künstlichen Hormons meist überflüssig: Kommen die Wehen in der Eröffnungsphase nicht richtig in Gang, dann kann ein warmes Bad von 37 Grad Celsius hilfreich sein. Oft verkürzt die verstärkte Wehentätigkeit die Eröffnungsphase sogar um einige Stunden. Deshalb sollte, bevor die Entscheidung für einen Wehentropf fällt, wenigstens der Versuch einer natürlichen Wehenanregung gemacht werden.

Das warme Wasser kann die Muskulatur aber auch so stark entspannen, daß die Wehentätigkeit abnimmt. Da bei einer Wassergeburt weniger Wehen nötig sind, um den gleichen Geburtsfortschritt wie bei einer konventionellen Geburt zu erreichen, braucht man im allgemeinen nichts zu unternehmen. Sollten die Wehen jedoch zu schwach werden, können sie durch Bewegung wie etwa Umherlaufen im Wasserbecken oder Bauchtanzen wieder angeregt werden. Das Tempo der Eröffnungsphase kann die Frau auf diese Weise durch abwechselnde Entspannungs- und Anregungsübungen selbst regulieren. Kombiniert man das warme Bad mit Homöopathie, Akupunktur oder Wehenmassage, kann auf das künstliche Hormon über einen Wehentropf oft verzichtet werden. Dieser geburtsmedizinische Eingriff ist bei einer Wassergeburt sogar sehr selten notwendig.

Wassergeburt und Blaseneröffnung

In vielen Kliniken wird routinemäßig die Fruchtblase eröffnet, um damit Wehen einzuleiten. Andere öffnen die Fruchtblase, wenn der Muttermund erst fünf Zentimeter weit ist und die Geburt durch den Druck des kindlichen Kopfes beschleunigt werden soll. Um dem Baby das schützende Wasserpolster zu erhalten und der Mutter den Wehenschmerz zu erleichtern, lasse ich die Fruchtblase so lange wie möglich unversehrt. Wenn die Wehe weniger schmerzhaft ist, dann bleibt auch der Muttermund entkrampfter und wird leichter aufgezogen. Auch eine intakte Fruchtblase kann also geburtsbeschleunigend wirken.

In der Übergangsphase kann eine pralle Fruchtblase allerdings zum Geburtshindernis werden. Soll in solchen Fällen die Fruchtblase geöffnet werden, um den Kopf leichter durchs Becken treten zu lassen, kann dies auch im Wasser geschehen. Es ist gut erkennbar, ob das herausfließende Fruchtwasser klar oder grün ist, ob es dem Baby also gut geht oder die Geburt schnell beendet werden muß. Für den kindlichen Kopf bedeutet die Eröffnung der Blase im Wasser, daß kein Sog auf seine Schädelplatten und damit auch keine Geburtsgeschwulst entsteht. Häufig ändert ein Baby bei der Blaseneröffnung seine Kopfhaltung und kann damit die Geburt verzögern. Im Wasser dagegen ist diese Verzögerung nicht zu beobachten. Wie dieser Eingriff vom Kind empfunden wird, kann man vor allem an der gleichbleibenden Geschwindigkeit seiner Herztöne erkennen: Die meisten Ungeborenen scheinen die Eröffnung der Fruchtblase im Wasser gar nicht wahrzunehmen.

Wassergeburt und Dammschutz

„Die Entwicklung des (kindlichen) Kopfes erfolgt durch den Dammschutz in Rückenlage

43

(der Frau): Die Vorteile anderer Entbindungsmethoden sind nicht so deutlich, daß sie einen Verzicht auf die in Rückenlage gegebene gute Zugänglichkeit zum äußeren Genitale (der Frau) rechtfertigen würden. [...] Eine zusätzliche wichtige Aufgabe hat die vordere (linke) Hand (der Hebamme) zu übernehmen, indem sie dadurch, daß sie das Hinterhaupt (des Kindes) wiederholt nach dorsal (rückwärts) drückt, dafür Sorge trägt, daß sich der Kopf auch wirklich mit dem schmalen Nacken im Schambeinwinkel (der Mutter) anstemmt, um auch auf diese Weise Platz zu sparen." So die Anweisungen aus dem Lehrbuch für eine konventionelle Geburt[1].

Im Wasser dagegen werden Beckenknochen und Muskulatur so elastisch, daß sie genügend Raum geben, um auch größeren Babys den Durchtritt zu ermöglichen. Die aufrechte Gebärhaltung im Wasser unterstützt das Zusammenwirken von Druck durch den kindlichen Kopf und Dehnung des mütterlichen Beckens und reduziert darüber hinaus den Druck auf das Dammgewebe. Der konventionelle Dammschutz wie das oben beschriebene Strecken des kindlichen Genicks durch Druck auf das Hinterhaupt des Kindes wird meist überflüssig, was das Risiko einer dauerhaften Schädigung der kindlichen Halswirbelsäule umgeht.

„Das Ziel des Dammschnittes ist es, Überdehnungen des Beckenbodens, [...] und damit für das spätere Leben (der Frau) Senkungsbeschwerden mit mangelhaftem Blasenverschluß zu vermeiden." Eine wichtige und richtige Begründung aus dem Lehrbuch[1], die aber bei konventionellen Geburten leider oft vorschnell eingesetzt wird. Die erhöhte Elastizität des Dammgewebes bei Wassergeburten wird durch den Vergleich von Geburten im Kreißbett mit denen im Wasser belegt: In klinischen Studien stellte man fest, daß der Damm bei 50 Prozent der Wassergeburt-Frauen unverletzt blieb. Die durchschnittliche Dammschnittrate in deutschen Kliniken liegt dagegen bei etwa 70 Prozent[2].

Nach der Wassergeburt paßt sich das weiche und elastische Gewebe des Beckenbodens offenbar auch besser an die neuen entlasteten Verhältnisse des weiblichen Beckens an. Ein mangelhafter Blasenverschluß oder Senkungsbeschwerden sind nach einer Wassergeburt auch ohne Dammschnitt kaum zu befürchten. Insbesondere Sportlerinnen, für die ein unversehrter Beckenboden besonders wichtig ist, bevorzugen deshalb die sanfte Geburt im Wasser. Erfahrungsberichte von Eltern lassen vermuten, daß bereits vor der Schwangerschaft erworbene Senkungsbeschwerden durch eine Wassergeburt sogar verbessert werden können.

Die Schultern des Kindes entwickeln

Ist der Kopf eines Babys geboren, dann soll er durch die Hebamme „ohne Zug soweit dammwärts geführt" werden, „bis die Mitte des vornstehenden Oberarmes unter der Symphyse (Schambein) erscheint". Dann wird der Kopf „wiederum ohne jeden Zug (!) symphysenwärts angehoben, womit die hintere Schulter über den Damm geboren wird. [...] Erst jetzt darf zur Entwicklung (Geburt) des Rumpfes an der Frucht (dem Kind) in Richtung der Führungslinie gezogen werden." Zur Unterstützung darf die Hebamme dabei mit den kleinen Fingern in die Achselhöhlen des Kindes nachfassen – laut Lehrbuch[1].

Ein Ziehen am kindlichen Kopf führt bei vielen Babys zu Verrenkungen der Halswirbelsäule, besonders des ersten Halswirbels (Atlas). Hier treten die Nerven des Schädels, Gesichts und der Ohren aus dem Rückenmark heraus. Die Blutzufuhr zum Kopf kann an diesem Teil der Wirbelsäule beeinträchtigt werden. Auf der Höhe des zweiten Halswirbels (Dreher) treten die Nerven für Augen und Zunge aus. Die obersten Halswirbel gewährleisten die vielfältigen Schädelbewegungen und sind daher aufgrund ihres anatomischen Aufbaus besonders empfindlich für Überdehnungen, Verrenkungen oder Stauchungen. Deshalb verbietet es sich, den Halswirbelbereich durch Ziehen am Kopf des Kindes zu gefährden.

Bei weichen, elastischen Geburtswegen – wie bei einer Wassergeburt – kann die Frau den Kopf und auch die Schultern des Babys allein mit der Kraft der Gebärmuttermuskulatur hinausschieben. Sie selbst fühlt am besten, wieviel Druck sie einsetzen muß. Das Herausziehen ist nicht nur unnötig, sondern es birgt auch die Gefahr der Verletzung von Mutter und Kind in sich. Das Kind sollte meiner Meinung nach bei der Geburt möglichst von niemandem außer Mutter oder Vater angefaßt werden. Im Wasser kann es weich „landen" und außerdem noch sein durch den Druck des mütterlichen Schambeines verschobenes Skelett wieder entspannen.

Die Wassergeburt vermeidet also die Gefahr von Atlasblockaden und anderen Verrenkungen beim Kind und gleichzeitig die des Dammrisses bei der Mutter. Bei der ersten Untersuchung der Kinder nach der Geburt zeigen Wasserbabys keinerlei Einwirkungen auf das Nervensystem im Bereich der oberen Halswirbel. Im Gegenteil: Sie haben einen wachen Blick, kommunizieren mit Lauten und Gesichtsmimik und entwickeln meist sehr viel schneller ihre Feinmotorik als konventionell geborene Babys[3,4].

Hebammen und Wassergeburt

Wenn so viele in der Hebammenausbildung gelehrten Handgriffe bei der Wassergeburt nicht mehr nötig sind, dann könnte man fragen, welche Aufgaben Geburtshelfer dann eigentlich noch haben. Vielleicht könnten Hebammen zu ihren traditionellen Aufgaben zurückfinden, wie beispielsweise die Eigenaktivität der Gebärenden zu unterstützen und Hilfestellung durch Anleitung zu geben. Die Hebamme könnte sich wieder in das individuelle „Geburtsbiotop"[5], das persönliche natürliche Geburtsumfeld der Frau, einfügen, wie

es einst war und in vielen Ländern heute noch praktiziert wird.

Geburtsmedizinische Dogmen, die den geburtshelferischen Erfahrungen widersprechen, müßten allerdings überprüft werden[2]. Die Hebamme oder andere Geburtsbegleiter können eine Wassergeburt erst dann verantwortungsbewußt betreuen, wenn sie selbst sicher im Umgang mit den Gesetzmäßigkeiten der Natur sind. Die Aufgabe, Hilfe zur Selbsthilfe zu leisten, würde unsere Geburtshilfe von Grund auf erneuern. Geburtsbegleitung hieße demnach, Fachwissen bereitzustellen und zu warten, wann und was die Eltern davon abrufen wollen. Die Wassergeburt macht Eltern bei der Geburtsarbeit selbständig und aktiv. Der Wassergeburtshelfer bildet eigentlich nur noch das Sicherheitsnetz für die Familie.

Wassergeburt und Körpergefühl

Die sicherste Geburtsleitung orientiert sich an den Körpersignalen der Gebärenden. Um sie auch der Frau selbst bewußt zu machen, sollten Geburtshelfer während der Wehen gezielte Fragen nach Ort und Art des Schmerzes stellen: Ist es ein ziehender oder stechender

Schmerz? Wird er im Kreuzbein oder der Leiste, rechts oder links empfunden? Ist die momentane Haltung bequem oder drückt der kindliche Kopf gegen Schambein und Steißbein? Hat die Gebärende Kopfschmerzen oder kalte Füße? Mit solchen Fragen können die eigenen Beobachtungen der Geburtbegleitung bestätigt oder korrigiert werden. Sie ersparen manche innere Untersuchung.

Der Frau aber helfen sie, sich über den Fortschritt ihrer Geburt ein Bild zu machen. Sie lernt, ihre inneren Empfindungen mit den äußeren Merkmalen der Geburtsphasen zusammenzubringen, was ihr zusätzliches Vertrauen in den eigenen Körper gibt. Bis zur Übergangsphase ist sie dann so gut orientiert, daß sie sich tatsächlich allein von den Signalen ihres Körpers leiten lassen kann. Das Wasser hilft ihr bei diesem Prozeß, denn durch die Entspannung verstärkt es ihr inneres Wahrnehmungsvermögen. Wassergeburts-Frauen haben seltener das Gefühl von „Nicht-mehr-Können" oder Todesangst, das Hebammen bei konventionellen Geburten immer wieder beobachten.

Die Eröffnungsphase ist geprägt von Unruhe und Geschäftigkeit der Frau. Während die unregelmäßigen, noch wenig schmerzhaften Wehen verarbeitet werden, suchen die meisten Frauen Ablenkung und Aufmunterung: Vielleicht wird noch einmal die Babywäsche geordnet, die Wohnung geputzt oder aufgeräumt. Die Übergangsphase dagegen ist gekennzeichnet durch den Wechsel vom passiven „Geöffnetwerden" zum aktiven Austreiben des Kindes. Seit dem Beginn der Wehen war für die Frau spürbar, wie der Muttermund aufgezogen wurde. Ist er in der Übergangsphase endlich vollständig eröffnet, geht das Gefühl der Gebärenden für den Geburtsfortschritt kurzzeitig verloren: Der kindliche Kopf steht so hoch im Becken, daß er für die Frau selbst noch nicht tastbar ist. Diese Wahrnehmungslücke löst bei vielen Frauen Mutlosigkeit und Verzagtheit aus. Sie glauben dann, die Geburt nehme kein Ende, der Kopf des Babys könne niemals hindurchpassen oder sie selbst würden die Entbindung nicht lebend überstehen.

Die Wassergeburt erleichtert die Wahrnehmung von Veränderungen im Körperinneren, denn das Wasser verkürzt diese Phase, so daß für entmutigende Gefühle nicht viel Zeit bleibt. Eine emotionale Brücke zwischen Eröffnungs- und Austreibungsperiode muß dennoch geschlagen werden. Erst, wenn die Frau den kindlichen Kopf selbst mit der Hand tasten kann, wird sie den Geburtsfortschritt wieder spüren: Der Kontakt mit ihrem Baby macht ihr Mut und sie ist froh, sich aktiv an der Geburtsarbeit beteiligen zu können. Plötzlich kann sie sich auch ein Ende der Geburt vorstellen, ihr Zeitgefühl stimmt wieder mit ihrem Körpergefühl überein. Die Geburtsbegleitung hat während dieses Prozesses vor allem die Aufgabe, den Kontakt von Mutter und Kind zu überbrücken und zu erhalten.

Der Erfolg der Geburtsleitung in der Übergangsphase hängt davon ab, wie gut eine Frau in der Schwangerschaft auf ihre emotionale Sensibilität vorbereitet wurde. Die Übereinstimmung von Geburtsvorbereiterin und Geburtsbegleiterin ist deshalb bei allen Frauen ein zentrales Bedürfnis. Die Hebamme, die eine Frau bei der schwierigsten Phase ihrer Geburt begleitet, sollte sie auch in der Schwangerschaft auf eine enge Zusammenarbeit vorbereitet haben.

Die letzte Phase der Geburt kündigt sich mit einem plötzlichen Durstgefühl an. Auf den Genuß eines Glases erfrischenden kalten Wasser folgt meist ein Ansturm heftiger Austreibungswehen. Einige Frauen unterstützen den Wehenstart, indem sie die Wassertempe-raturen um mindestens fünf Grad Celsius herabsetzen oder sogar aus der Wanne in die kühlere Luft hinaussteigen. Frauen, die im Wasser bleiben, können den Druckschmerz dieser Wehen meist besser steuern. Die Hebamme ist jetzt nur ein Spiegel der Geburt: Sie berichtet der Frau über den Geburtsfortgang und den Zustand ihres Dammes, denn in der Austreibungsphase hat eine gebärende Frau oft keine Zeit, in einen echten Spiegel zu schauen. Die innere Empfindung soll mit dem Geburtsfortschritt in Einklang gebracht werden, damit die Frau weiß, wieviel Kraft sie in die Wehen legen muß. Das Gebären in die eigenen oder des Partners Hände ist dabei für viele Eltern ein Ansporn.

Anleiten der Partnerhilfen

Bei einer Wassergeburt im eigenen Heim kann der Mann seine Aufgabe als verläßlicher seelischer Beistand einer Partnerin in der gewohnten Weise ausüben. Schon in der Geburtsvorbereitung während der Schwangerschaft hat er meist unterstützende Partnerhilfen wie Massage, Haltegriffe, Einreibungen und Handreichungen gelernt, die er nun anwenden kann. Während einer Geburt ist die Verständigung der Partner nicht immer leicht, doch eine erfahrene Hebamme kann hier aushelfen. Sie bestärkt ihn in seinem Recht, „sich auf die emotionale Verbindung zu seiner Partnerin und zu seinem Baby konzentrieren zu können[6].“

Nach der Geburt, insbesondere, wenn sie viele Stunden dauerte, haben auch die meisten aktiven Väter harte Arbeit geleistet und brauchen ebenso eine Erholung wie die Frau. Manche Partner stellen erstaunt fest, daß ihre Frau nach der Geburt gesund und munter ist, während sie selbst erschöpft sind. Die Zeit des Wochenbettes sollte sowohl Mutter als auch Vater die verdiente Erholung ermöglichen.

Anleitung in der Plazentaphase

Ist das Kind endlich geboren, wissen die Eltern oft nicht, wann der richtige Zeitpunkt ist, es aus dem Wasser herauszuheben. Die Hebamme sollte hier helfen. Schon in der Planungsphase hat die Frau mit der Hebamme besprochen, wie sie die Nachgeburt hervorbringen will. Die meisten Frauen sind später allerdings so sehr mit dem Baby beschäftigt, daß sie meist keine Zeit für das Vorhaben haben. Die Hebamme beobachtet dann selbst die Anzeichen für die Ablösung der Plazenta, die im Wasser allerdings nicht sehr stark ausfallen: Es tritt nur eine kurze Blutung auf. Sie begutachtet die Nachgeburt auf Vollständigkeit der Gewebe und Eihäute. Manche Hebammen sind auch bei der Herstellung eines Plazenta-Heilmittels behilflich, das zur Behandlung von Mutter und Kind bei allerlei Erkrankungen nützlich sein kann.

Das Abnabeln, das sich nicht von dem bei einer konventionellen Geburt unterscheidet, wollen die meisten Eltern dann wieder selbst durchführen: Es wird ihnen gezeigt, wie die Nabelschnur zur Sicherheit auf beiden Seiten abgeklemmt und dann durchgeschnitten wird. Zunächst sollte ein langes Stück stehenbleiben, bis das Baby nach einigen Stunden seinen Kreislauf stabilisiert hat. Später wird der Nabelschnurrest gekürzt, damit er schneller eintrocknet.

Die erste Vorsorgeuntersuchung beim Wasserbaby

Die erste Untersuchung, ob das Baby wohlbehalten zur Welt gekommen und gesund ist, wird gleich nach der Geburt gemacht: Die Zeit, bis das Kind seinen ersten Atemzug getan hat, wie lebhaft es sich bewegt und wie schnell seine Haut rosig wurde, wird beobachtet; Gewicht, Größe und Kopfmaße werden erst später genommen. Außerdem wird das Kind auf Verletzungen oder Fehlbildungen und die Funktion seiner Reflexe untersucht.

Bei einer Geburt im Wasser gibt es noch einige weitere Merkmale, ob ein Neugeborenes die Geburt gut überstanden hat: Gesunde Kinder öffnen schon im Wasser die Augen, noch bevor noch der ganze Körper geboren ist. Ein Baby, das während der Geburt ausreichend mit Sauerstoff durch die Nabelschnur versorgt wurde, kommt durch den natürlichen Auftrieb nach der Geburt sofort an die Wasseroberfläche. Seine Bewegungen im Wasser sind rund und geschmeidig, die einzelnen Zehen kann es unabhängig voneinander bewegen und sie zeigen die typische Abspreizung der Großzehe von den kleinen Zehen. Genick- und Rückenmuskulatur sind unbeeinträchtigt vom

Wehendruck und das Kind kann seinen Körper selbständig drehen, während man es am Hinterkopf im Wasser festhält. In der Bauchlage kann man sein Kinn ohne Probleme über die Schulter hinaus drehen. Zeigt das Baby eines dieser Merkmale nicht, sollte es diese Bewegungen regelmäßig, am besten täglich im Wasser trainieren, und die kleinen Einschränkungen der Beweglichkeit werden nach wenigen Tagen behoben sein.

Wassergeburt und Neugeborenen-Gelbsucht

Erfahrungen mit Hausgeburten zeigen, daß die Babys seltener eine Neugeborenen-Gelbsucht (Ikterus) bekommen als in einer Klinik geborene Kinder[7]. Schon einer Sanften Geburt im eigenen Heim folgen deutlich weniger Gelbsuchterkrankungen der Neugeborenen. Ursache für eine Gelbsucht ist nicht nur das überschüssige Blut, sondern auch die Belastung der Neugeborenen mit Medikamenten, zu seltenem Stillen und mangelndem Tageslicht. Medikamente, die während der Geburt gegeben wurden, gehen sehr schnell auch auf das Ungeborene über, dessen Leber nur schwer die Entsorgung solcher Fremdstoffe verkraftet. Wehen- und Schmerzmittel erhöhen ebenso die Gelbsuchtgefahr, wie die Zufütterung von Glukose nach der Geburt. Bei Haus- und Wassergeburten wird die Gabe von Medikamenten, die in Kliniken zur Geburtsleitung eingesetzt werden, vermieden. Jedes fremde Nahrungsmittel, Nahrungsmittelzusätze und sogar Tee sind für die Leber eines Neugeborenen eine zusätzliche Belastung. Das Stillen nach Bedarf des Neugeborenen ist zu Hause selbstverständlich wie auch das Ausnutzen jedes Sonnenstrahles für Licht- und Luftbäder.

Tritt die Neugeborenen-Gelbsucht trotzdem auf, sollte die Ausscheidung des Neugeborenen gefördert werden. Um die Abbauprodukte des Blutfarbstoffs Hämoglobin und des Kindspechs möglichst schnell aus dem Körper hinauszuschwemmen, bekommen die Babys nach dem Stillen zusätzlich abgekochtes, zur Säuglingsernährung geeignetes Wasser. Die Kinder sollten von Geburt an so oft wie möglich in Wasser mit Salz (z. B. aus dem Toten Meer) gebadet werden. Insbesondere Frühgeborene, deren Leber noch unreif ist, können durch häufige Salzwasserbäder die Gelbsuchterkrankung schneller überwinden[8].

Hilfe zur Selbsthilfe bei der Wassergeburt

Gerade die Wassergeburt ist besonders gut geeignet, eine selbstbestimmte Geburt zu erleben. Im allgemeinen wollen die meisten Frauen jede Phase ihrer Geburt so aktiv und selbständig wie möglich gestalten. Die familiäre Gemeinschaft im Wasser sollte deshalb möglichst nicht durch fremde Personen gestört werden. Die Hebamme darf sich zwar in der Nähe der Frau aufhalten, sollte aber nicht unbedingt mit im Wasser sein. Wird die Frau dennoch unsicher und verlangt nach Hilfe, kann die Hebamme immer noch mit ins Wasserbecken hineinsteigen.

Das Erfahren der eigenen Kraft ist für die meisten Frauen so ermutigend, daß sie auch später nach der Geburt noch aus ihr schöpfen werden. Diese Art der Geburtshilfe, die Hilfe zur Selbsthilfe, die weder das Kind noch die Mutter zu hilflosen „Geburtsobjekten"[1] macht, könnte ein neuer und befriedigenderer Weg für eine präventive Geburtshilfe aufzeigen.

1 Gerhard Martius: Hebammenlehrbuch, 5. Auflage, Stuttgart 1990

2 Marsden Wagner: Pursuing the Birth Machine. The Search for Appropriate Birth Technology, Vortrag auf der 1. Deutschen Arbeitstagung „Haus- und Praxisgeburten", Karlsruhe 1992

3 Eric Sidenbladh: Wasserbabys, Geburt und Entwicklung in unserem Urelement, Essen 1983

4 Henry Gris: Dolphin Midwives, Simply Living No 2, 1987

5 Susanne Kühnel: Plädoyer für ein ökologisches Modell in der Geburtshilfe, Vortrag auf dem 2. Internationalen Kongreß „Gebären in Sicherheit und Geborgenheit", Zürich 1989

6 Klaus Marshall, John H. Kenell: Doula, München 1995

7 Erika Haible: Secret of a Quick, Safe Birth, Deutsche Hebammenzeitung Nr. 5, 1995

8 Ingeborg Stadelmann: Die Hebammen-Sprechstunde, Ermengerst 1994

Die Diskussion der Wassergeburt in der Öffentlichkeit

Viele Ärzte, vor allem auch Gynäkologen, stehen der Wassergeburt immer noch ablehnend gegenüber. Schon seit 1987 haben sie Gelegenheit, zum Beispiel in Seminaren bei Tscharkowskij Wassergeburten zu beobachten: Jedes Jahr wird eine internationale Gruppe von Geburtshelfern nach Moskau und ans Schwarze Meer eingeladen[1], und trotzdem kommt die wissenschaftliche Diskussion zum Thema Wassergeburt nur schwer in Gang. Einer der Hauptgründe dafür ist wohl, daß die ärztliche Geburtshilfe als ein Fach der Akutmedizin den Geburtsvorgang als grundsätzlich gefährlich für Mutter und Kind einstuft. Dabei birgt erst die konventionelle Praxis der Geburtshilfe im Kreißsaal oft Gefahren für Mutter und Kind in sich, die dann allerdings mit apparativer Geburtsmedizin behandelt werden müssen. Außerdem sind die Möglichkeiten der jungen Ärzte in der Ausbildung, natürliche Geburten nach alternativen Methoden im Kreißsaal zu verfolgen, sehr eingeschränkt, manchmal sogar überhaupt nicht

gegeben. Der Appell der Weltgesundheitsorganisation WHO an die Ärzte der westlichen Industrieländer, die unbedingte Notwendigkeit der Methoden klinischer Geburtshilfe durch wissenschaftliche Studien zu belegen[2], könnte ein Anlaß sein, festgefahrene medizinische Dogmen zu überdenken. Die derzeitigen ideologischen Barrieren zwischen konventioneller Geburtsmedizin und natürlich orientierten Geburtshelfern würden bei der inhaltlichen Auseinandersetzung vermutlich von selbst verschwinden. Gerd Eldering, Wassergeburtshelfer am Vinzenz-Pallotti-Hospital in Bensberg, fordert deshalb: „Keine Ideologie in der Geburtshilfe, aber Gewähren von Freiheiten unter medizinischer Fachkompetenz!"[3]

Argumente gegen die Wassergeburt

„Aufgrund der fehlenden wissenschaftlichen Daten sowie von physiologischen und generellen Überlegungen, darf die Wassergeburt zum jetzigen Zeitpunkt unter keinen Umständen als sichere Geburtsmethode bezeichnet werden", meinen die Gegner der Wassergeburt[3]. Um zu neuen Ergebnissen zu kommen, müßten allerdings einige Lehrmeinungen der Geburtshilfe ebenso überprüft werden. Denn nur etwa zehn Prozent aller angewandten Methoden der konventionellen Geburtshilfe sind wissenschaftlich belegt[2]. Die hervorragenden Ergebnisse der Sanften Geburtshilfe zu Hause und im Wasser werden zur Zeit allerdings von Hebammen, Geburtshäusern und Arztpraxen zusammengestellt. Weltweit wurden bereits 19 500 Wassergeburten in vergleichenden Studien dokumentiert[4]. Ohne jede Förderung – im Gegensatz zur staatlichen Unterstützung der Datenerhebungen in der Geburtsmedizin – werden die Ergebnisse aber leider noch auf sich warten lassen.

Inzwischen lernen Medizinstudenten immer noch allein die Lehrsätze der konventionellen Geburtsmedizin, die sie später in der freien Praxis auch an die Schwangeren weitergeben. Die Frauen aber stellen Hebammen und Geburtsvorbereiterinnen oft Fragen, die eigentlich ihr Arzt erst aufgebracht hat. Oft werden die Schwangeren durch die Anschauung ihres Arztes und das medizinische Geburtsverständnis verunsichert und müssen sich mit Befürchtungen auseinandersetzen, die ihren eigenen Erfahrungen mit Körper und Wasser widersprechen. Dieses Kapitel soll Kriterien bereitstellen, mit deren Hilfe Eltern die Risiken besser abwägen können.

Kritik: „Ohne Druckabfall auf den Brustkorb atmet ein Kind nicht!"

Im Medizinstudium lernen junge Ärzte, daß ein Neugeborenes den ersten Atemzug aufgrund der Ausdehnung des Brustkorbs nach der Geburt mache, nachdem er vom Becken zusammengedrückt worden sei (sogenannter Squeezing-Effekt). Die Ausdehnung des Brustkorbes bewirke einen Druckabfall in der Lunge, der den ersten Atemzug somit mechanisch auslöse. Diese Ansicht widerspricht sogar den praktischen Erfahrungen der Gynäkologen: Kinder, die unter Peridural-Anästhesie („Rückenmarkspritze") durch Kaiserschnitt geboren werden, atmen genauso spontan wie Kinder nach normalen Geburten. Obwohl ihr Brustkorb nicht durch das mütterliche Becken gequetscht wurde und die Lunge also auch keinen Druckabfall erfuhr, atmen Kaiserschnitt-Kinder sofort — der offensichtlichste Beweis, daß die mechanistische Erklärung nicht stimmen kann.

Kritik: „Neugeborene ertrinken bei der Wassergeburt!"

Eine weitere ärztliche Befürchtung ist, daß ein Baby Wasser in die Lunge bekommen könnte, wenn es unter Wasser zu atmen versucht[3]. Gerd Eldering aus Bensberg, der schon zahlreiche Wassergeburten begleitet hat, meint dazu: „Es ist nochmals zu betonen, daß die Kompression und Dekompression des Thorax (des Brustkorbs) eine Aspiration (Einatmen von Wasser) bei dem Kind weder verhindert noch begünstigt. Diese rein mechanistische Auffassung ist nach dem neuesten Stand der wissenschaftlichen Erkenntnisse als überholt anzusehen. [...] Kinder mit intaktem Diving-Reflex (Luftanhaltereflex beim Untertauchen des Kopfes) aspirieren nicht."[3] Alle Neugeborenen, die ohne Fehlbildungen oder schwere Erkrankungen geboren werden, verfügen über diesen Luftanhalte-Reflex. Bei Wassergeburten zeigte sich, daß ein Neugeborenes erst dann zum ersten Mal einatmet, wenn seine Haut oder seine Nabelschnur keinen Wasserkontakt mehr hat[5]. Auch wenn sie einen Squeezing-Effekt erfahren haben, atmen die Kinder unter Wasser nicht.

Konrad Selke, Mitarbeiter von Gerd Eldering in Bensberg, beschreibt drei Atemmechanismen beim Neugeborenen[4]: Die fetalen Atembewegungen, den Diving-Reflex und den physiologischen, durch Sauerstoffmangel ausgelösten Atemreiz. Etwa drei Monate vor der Geburt fängt das Baby an, Atembewegungen auszuführen. Jetzt wird der Tauch-Reflex, der die Luftröhre wasserdicht schließt, ausgebildet: Es saugt dabei Fruchtwasser in den Mund und stößt Lungenflüssigkeit aus der Luftröhre wieder aus. Hat ein Kind diese Abgabe von Flüssigkeit aus Lunge und Luftröhre nicht gelernt, wird es bei der Geburt kaum überleben können. In den letzten 24 Stunden vor der Geburt stellt das Kind seine Atembewegungen ein. Erst wenn nach der Geburt sein Gesicht keinen Wasserkontakt mehr hat, beginnt es wieder zu atmen. Während der ersten fünf Tage wird es dabei auch noch Reste von Lungenflüssigkeit ausstoßen, die als Schleim in Mund und Nase erscheinen und das Baby zum Niesen veranlassen.

Kritik: „Neugeborene brauchen den Kältereiz zum Atmen!"

Weitere Argumente gegen die Wassergeburt betreffen die „Abhärtung" des Neugeborenen: Die Gegner halten jede Form der Sanften Geburt wie zum Beispiel die Wassergeburt für eine „kriminelle Tat" und „einen Menschenversuch, der das Risiko einer Kindstötung birgt"[6]. „Der Mediziner hält auch nichts von einer Geburt bei Dämmerlicht, völliger Stille und übermäßiger Wärme." Selbst die Anwesenheit der Väter hält er während der Geburt bestenfalls dafür geeignet, „die Geburt [...] zu einem exhibitionistischen Happening ausarten" zu lassen[7]. Statt dessen seien die Kreißsaal-Bedingungen geeignet, dem Baby durch Kälte den ersten Atemreiz zu geben, durch helles Licht und laute Geräusche seinen Überlebenswillen herauszufordern. Da auch Wasserbabys trotz des relativ warmen Wassers atmen, ist Kälte wohl kein Auslöser für den Atemreflex. Der Einsatz von Kälte als Atemreiz ist erst dann sinnvoll, wenn ein Kind die neuen Lebensbedingungen außerhalb der Gebärmutter bereits kennt. Beim postnatalen Wassertraining hat es genügend Gelegenheit, sich für das Leben abzuhärten – das muß

sicher nicht bei der Geburt, im verletzlichsten Augenblick seines Lebens geschehen. Die alte Devise „Was uns nicht umbringt, macht uns stark" ist der Geburtshilfe unserer Zeit nicht mehr angemessen.

Kritik: „Wasser überträgt Infektionen!"

„Da bei vielen Geburten unkontrolliert Stuhl abgeht, der bei Wassergeburten mit einem Sieb herausgefischt wird, könnten bei Aspiration (Einatmen von Wasser) Streptokokken der Gruppe B und Colibakterien in die Lungen geraten, was die Chancen einer Infektion erhöhen könnte. Die Übertragungsgefahr von HIV und Hepatitis durch blutkontaminiertes Wasser auf das Neugeborene ist unklar."[3]

Wieder ist hier das vermeintliche Wasser in der Lunge des Kindes das Hauptargument. Die Erfahrung hat aber gezeigt, daß ein Neugeborenes erst atmet, wenn es aus dem Wasser herausgehoben wird. Dazu noch einmal Gerd Eldering aus Bensberg: „Heutzutage weiß man, daß der Squeezing-Effekt bei einer vaginalen Geburt keinen Einfluß auf die Flüssigkeitsresorption (in die Lunge) nach der

Geburt hat. Vielmehr sind Katecholamine (z. B. Adrenalin) entscheidend und die Umstellung des Lungenhochdruckes auf ein Niederdrucksystem."[3] Nach der Geburt versucht ein Kind so lange nicht zu atmen, bis der fehlende Wasserkontakt seines Gesichts diesen vorgeburtlich angelegten Mechanismus ausschaltet[4]. Selbst wenn potentiell pathogene Keime im Wasser enthalten wären, könnten sie nicht in die Lunge eindringen und eine Infektion verursachen.

Offenbar herrscht in deutschen Krankenhäusern immer noch der Glaube an die Mutter als Infektionsquelle für das eigene Kind vor. Noch heute muß in vielen Kliniken jede Mutter ihre Hände desinfizieren, bevor sie ihr Baby anfassen möchte. Oft darf sie es nicht einmal unter die Bettdecke nehmen und auf ihren Bauch legen, damit es sich nicht mit den Keimen des Wochenflusses infiziert. „Nur sehr wenige Ärzte erwähnen, daß Neugeborene die gleichen Antikörper (IGg) wie ihre Mütter haben und deswegen besonders gut an die häuslichen Mikroorganismen angepaßt sind."[8] Das Infektionsrisiko liegt im Gegenteil also vor allem bei der Klinik und nicht bei der Mutter. Daß der Wochenfluß für ein Neugeborenes infektiös ist, konnte bisher durch keine wissenschaftliche Studie belegt werden.

Auf Krankheitserreger, die in Kliniken vorkommen, sind die Babys nicht vorbereitet. Deshalb reicht hier die übliche Standard-Hygiene nicht aus, sondern die sanitären Anlagen müssen mit besonderen Maßnahmen keimfrei gehalten werden. So müssen wasserführende Rohre und Schläuche regelmäßig belüftet werden. Beispielsweise läßt sich abgestandenes Wasser in Wasserzuleitungen vermeiden, in dem man Brauseschläuche herabhängen läßt und nicht aufrollt.

Aus der Praxis gab es bislang keine Berichte über Infektionen bei Wassergeburtshelfern und bei Babys, die mit der Mutter während des Wochenbettes gemeinsam gebadet haben. Die Bedenken beruhen offenbar allein auf einem medizinischen Denkmodell, das erst noch bewiesen werden müßte. Bei Frauen, die eine Herpes-Infektion an den Genitalien haben, kann das Wasser sogar eine Schutzfunktion für das Neugeborene und auch für die Hebamme übernehmen, denn das Virus überlebt außerhalb der zellulären Körperflüssigkeit nicht und damit auch nicht im Wasser. Auch die gefürchtete Brustentzündung tritt bei badenden Wöchnerinnen nicht häufiger auf, als bei anderen stillenden Müttern. Im Gegenteil: Viele Frauen kennen die heilende Wirkung des warmen Bades, wenn ein Milchstau aufgetreten ist. Eine Brustentzündung entsteht meist durch gequetschtes Brustgewebe oder die Reaktion auf das neuartige Eiweiß der gerade eingeschossenen Muttermilch. Das Wasser läßt dann das Brustgewebe schneller abschwellen und die Milch wieder fließen. Die richtige Stilltechnik und einfache Homöopathie können bei Brustentzündungen schnell Abhilfe schaffen. Antibiotika sind hier meist nicht die richtige Behandlung, weil keine Infektion mit Fremdkeimen vorliegt.

Solange zu den sogenannten „Infektionsquellen" Mutter, Wochenfluß oder Wasser keine Ergebnisse vorliegen, sollte die praktische Erfahrung zählen, die eher einen heilsamen Einfluß für Mutter und Kind erwiesen hat als eine zusätzliche Gefahr. Gerd Eldering und seine Mitarbeiter untersuchen die möglichen Gefahren von Infektionen bei Wassergeburten am Vinzenz-Pallotti-Hospital in Bensberg.

Kritik: „Der Blutverlust ist im Wasser nicht kontrollierbar!"

Nach jeder Geburt blutet die Wundstelle, an der die Plazenta saß, was ich als Reinigungsblutung bezeichne: Eihautreste, kindliche Blutreste und ähnliche Verunreinigungen werden damit aus dem Uterus hinausbefördert. Erst danach kann eine Heilung der Gebärmutterwand eintreten. Bei manchen Frauen kommt diese Blutung allerdings nicht zum Stillstand, weil der Uterus, zum Beispiel durch eine Überdehnung bei einer Zwillingsgeburt, erschlafft ist (Atonie). Meist aber sind eine Fruchtwasserinfektion oder frühere Verletzungen an der Gebärmutter die Ursache dafür. Atonische Blutungen treten anscheinend nur bei konventionellen Geburten auf: Bei Wassergeburten wurde bisher nie über sie berichtet.

Die medizinische Theorie geht von der Annahme aus, daß warmes Wasser die Blutungen nach einer Geburt fördert. „Physiologisch gesehen bewirkt Wärme eine Hyperämie (stärkere Durchblutung) und hat einen relaxierenden (entspannenden) Effekt auf die Uterusmuskulatur und fördert damit eher die Blutungsneigung nach der Lösung der Plazenta. ... Im Wasser kann der Blutverlust wesentlich schlechter abgeschätzt bzw. gemessen werden als im Gebärbett."[3]

Über die Temperatur des Wassers ist allerdings die Blutungsgefahr zu beeinflussen: Wasser von Temperaturen unter 37 Grad Celsius vermindert Blutungen insofern, als daß sich die Blutgefäße hier zusammenziehen. Viele Frauen kennen diesen Effekt, wenn sie während ihrer Menstruation schwimmen gehen. Bevor sie ins Wasser steigen, nehmen sie eine kalte Dusche, um für die Zeit im Wasser die Blutung zu hemmen. Bei Wassertemperaturen über 37 Grad Celsius können Blutungen allerdings verstärkt und ab 39 Grad Celsius sogar ausgelöst werden. Fehlerhaft geleitete Wassergeburten könnten Blutungen tatsächlich auch provozieren.

Die Blutmenge, die eine Frau nach der Geburt verliert, ist im Wasser nicht genau zu messen. Eine erfahrene Hebamme kann aber durchaus zutreffend abschätzen, wieviel Blut im Wasser gelöst ist. Die Beobachtung weiterer medizinischer Merkmale wie Blutdruckabfall und blasses Aussehen der Frau unterstützen die Schätzung des Blutverlustes. Die Kontrolle des Hämoglobinspiegels (Hb) und die Anzahl der roten Blutkörperchen (Erythrozyten) im Blut der Mutter können zusätzlich zur Beurteilung herangezogen werden. Die Blutwerte der Frauen waren nach Wassergeburten, die man in Kliniken untersucht hat, meist hervorragend. Jeder Geburtshelfer, der Wassergeburten erlebt hat, ist unter anderem besonders davon begeistert, daß die oft großen Blutverluste, die er von Landgeburten kannte, nicht auftreten.

Kritik: „Eine Kontinuierliche Herztonüberwachung ist nicht möglich!"

Ob bei einer Geburt überhaupt eine kontinuierliche Herztonüberwachung über den Monitor notwendig ist, wird in der geburtshilflichen Fachliteratur zur Zeit diskutiert. Die Zuverlässigkeit der handelsüblichen Geräte ist allerdings noch nicht ausreichend, weil sie die mütterlichen Herztöne, die oft ebenso schnell wie die kindlichen sind und diese überlagern, nicht isoliert registrieren. Herztonprotokolle geben deshalb manchmal normale Kurven wieder, obwohl es dem Kind eigentlich schlecht geht. Die zusätzliche Kontrolle mit dem Holzstethoskop ist zur Unterscheidung von mütterlichen und kindlichen Herztönen also unerläßlich.

Um pathologische Herztonmuster des Ungeborenen festzustellen, reicht im allgemeinen das halbstündige Protokoll eines Herztonschreibgerätes (Monitor des CTG-Gerätes) bei der Aufnahme im Kreißsaal aus. Bei Verdacht auf Unregelmäßigkeiten, kann alle zwei bis drei Stunden ein Herztonprotokoll mit dem Monitor aufgezeichnet werden. Bei einer Untersuchung von mehr als 12 000 Fällen in Schweden stellte man fest, daß intervallmäßige Kontrollen mit dem Holzstethoskop genauso zuverlässige Informationen über den Zustand von Mutter und Kind erzielten wie eine kontinuierliche Überwachung, bei der die Mutter während der ganzen Geburtsdauer ans CTG-Gerät angeschlossen blieb. „Eine in unserer Abteilung durchgeführte randomisierte Studie mit einem Vergleich zwischen einem kontinuierlichen und einem intervallmäßigen Monitoring mit 4044 Frauen zeigt eine zufriedenstellende Sicherheit mit dieser Vorgehensweise. Auffällige Änderungen der fetalen Herzfrequenz wurden in beiden Gruppen mit vergleichbarer Häufigkeit entdeckt. Darüber hinaus war der fetale Zustand in beiden Gruppen gleich gut."[9]

Bei Hausgeburten arbeiten die meisten Hebammen mit der intervallmäßigen Überwachung der kindlichen Herztöne. Viele verwenden dazu ein Holzstethoskop, mit dem man nicht nur die Quantität der Herztöne, sondern auch ihre Qualität feststellen kann. Verwechslungen von mütterlichen und kindlichen Herztonkurven sind damit unmöglich. In einer englischen Studie wurden mit dem Holzrohr mehr kindliche Notsituationen entdeckt, als mit dem apparativen Monitoring (CTG). Es gibt also ausreichende Gründe, am traditionellen Holzstethoskop der Hebammen festzuhalten. Zudem ist die Handhabung einfach und ohne störenden Aufwand. Manche Hebammen benutzen zusätzlich kleine Ultraschall-Geräte, die die Herztöne auch für die Eltern hörbar machen.

Über Nutzen und Nachteile der kontinuierlichen Herztonüberwachung muß bei jeder Geburt individuell entschieden werden, ob sie nun im Wasser oder „zu Lande" stattfindet. Mittlerweile sind CTG-Geräte im Handel, die das Ableiten der kindlichen Herztöne auch im Wasser ermöglichen. Nicht regelrecht verlaufende Wassergeburten können also inzwischen auch kontinuierlich überwacht werden.

Kritik: „Ärztliche Hilfe ist bei regelwidrigem Geburtsverlauf unmöglich!"

„Wird unter der Geburt eine vaginaloperative Entbindung oder eine Manualhilfe (Hilfe mit der Hand) nötig, so ist im Wasser eine optimale Stellung zur Hilfeleistung praktisch nicht möglich. Ein dringender Eingriff kann sich damit erheblich verzögern. Zudem ist bei überstürztem Aussteigen aus dem Bad die Verletzungsgefahr durch Ausrutschen nicht unerheblich."[3]

In der Praxis hatten die Frauen, bei denen Komplikationen während der Geburt auftraten, meist genügend Zeit, um sicher aus dem Wasser herauszusteigen und rechtzeitig zum Ort der operativen Hilfe gebracht zu werden. Regelwidrige Geburtsverläufe können zum Beispiel durch eine falsche Lage des Kindes, eine Fehlhaltung des kindlichen Kopfes oder einen verzögerten Geburtsverlauf verursacht werden. Risiken dieser Art kündigen sich mit ihren Symptomen aber meist rechtzeitig an, so daß selbst weitere Wege zur Klinik noch überwunden werden können, ohne Mutter und Kind zu gefährden. Eine Hebamme hat die notwendige Ausbildung, solche Komplikationen rechtzeitig zu erkennen. Im Wasser sollten medizinische Eingriffe tatsächlich nicht stattfinden.

Regelwidrige Geburtsverläufe wie sie bei Beckenendlage und Zwillingsgeburten zu erwarten sind, werden im Zusammenhang mit der Wassergeburt unterschiedlich bewertet. Da für die meisten Kliniken Deutschlands die Beckenendlage schon von sich aus eine Indikation zum Kaiserschnitt ist, können sich die entsprechenden Ärzte die Geburt eines Babys in Steißlage nicht vorstellen. Für den Gynäkologen Herman Ponette aus Ostende in Belgien sind dagegen die Geburt in Beckenendlage und die Zwillingsgeburt keineswegs ausgeschlossen von der Wassergeburtsmethode[10].

Ob eine manuelle Hilfe bei einer Beckenendlage nötig und möglich ist, hängt mehr von der Erfahrung der Geburtshelfer ab, als von dem umgebenden Milicu. Bietet das Wasserbecken genügend Raum, dann ist auch im Wasser die notwendige Hilfestellung möglich. Die potentiellen Gefahren sind im Wasser nicht größer als bei konventionellen Geburtslagen auch, die Wirkung des Wassers kann allerdings bemerkenswerte Vorteile bringen: Für Zwillinge kann die Verkürzung der Geburtsdauer und für Babys in Steißlage die größere Dehnbarkeit des Gewebes im Bekkenausgang wichtig sein. Außer einem Film vom Henry-Serruys-Hospital im belgischen Ostende[11], haben Geburtshelfer bisher leider nicht ihre Erfahrungen mit Wassergeburten bei Zwillingen und Beckenendlage dazu veröffentlicht.

Die Schulterdystokie, das Steckenbleiben der Schultern im Beckenausgang, ist eine durch Geburtsleitung und Geburtshaltung provozierte Erscheinung. Sie kommt ohnehin selten bei Hausgeburten und noch seltener bei Wassergeburten vor. Die Natur hat beim menschlichen Geburtsprozeß für einen Steuermechanismus gesorgt, der durch hormonellen Einfluß das Bindegewebe der Knochenverbindungen des mütterlichen Beckens elastisch macht. Wie gut sich das Beckengefüge der Mutter dem kindlichen Kopfumfang anpassen kann, hängt von der Hormonausschüttung und der Reaktionsfähigkeit des elastischen Gewebes ab. Jedes Becken kann sich während der Geburt so weiten, daß genügend Platz für das Baby ist. Eingeschränkt wird dieser Regelkreis durch Behinderungen des knöchernen Beckens in ungünstigen Geburtshaltungen der Mutter, wie zum Beispiel die Rückenlage, durch unelastisch gewordenes

Gewebe aufgrund des fortgeschrittenen Alters oder vorangegangene Erkrankungen der Mutter und durch hormonelle Störungen. Das warme Wasser aber hat auf alle drei Faktoren einen günstigen Einfluß. Selbst bei sehr großen Kindern ist die vaginale Geburt ohne Zug an Kopf oder Schultern möglich. Gerade sie haben durch das Wasser den Vorteil, meist mehr Platz im Beckenausgang zur Verfügung zu haben als bei der konventionellen Geburt. Insbesondere eine Schulterdystokie kann mit einer Wassergeburt vermieden werden.

Die Wassergeburt in den Medien

Es gibt nur wenige Veröffentlichungen über Wassergeburten, weil die meisten Wassergeburtshelfer eine unsachliche Diskussion befürchten. Eine sachliche Diskussion kann nur von denen geführt werden, die selbst Wassergeburten angeleitet haben. Leider stammen die meisten Veröffentlichungen in der Fachpresse über das neue Gebiet der Wassergeburt von Menschen, die selbst keine Erfahrungen damit haben. Ernstzunehmende Studien gibt es allerdings aus Rußland, Frankreich und England. Auch in Belgien, Israel, Südafrika,

Australien und Kalifornien werden wissenschaftliche Daten zur Wassergeburt erhoben. Dänemark zum Beispiel bietet die Wassergeburt im Rahmen ihres Gesundheitsprogrammes jedem Elternpaar an und wertet aufgrund dessen Daten in großer Zahl aus. Grundlagenforschung betreibt das Primal Health Reasearch Center in London, das vor allem die Kooperation zwischen Stammhirn, dem „alten Hirn", und Körper bei der Geburt entdeckt hat[5].

Obwohl die Ergebnisse der internationalen wissenschaftlichen Studien in Deutschland kaum veröffentlicht werden, bringen die Frauen durch Reisen und Kontakte Informationen über die Wassergeburt mit. Die Nachfrage der Eltern steigt auch in Deutschland ständig. Immer mehr Fernsehbeiträge und Frauenzeitschriften berichten, wie Wassergeburten von Frauen erlebt wurden. Werdende Eltern können sich darüber hinaus in Geburtsvorbereitungskursen und bei Geburtsvorbereiterinnen über die Wassergeburt informieren (siehe Anhang). Vor allem Hebammen und Geburtshäuser, manchmal auch Ärzte beraten über die Wassergeburt. In der Schweiz beispielsweise setzt sich diese Entbindungsform bereits ohne wissenschaftliche Abklärung aller

Einzelheiten so schnell durch, daß 1994 schon 18 öffentliche Kliniken und fünf Geburtshäuser die Wassergeburt anboten. Denn seit mehr als 25 Jahren werden bei der Wassergeburt überwiegend Vorteile für Mutter und Kind festgestellt.

Vorteile der Wassergeburt für die Mutter

Eine Studie über die Häufigkeit von Kaiserschnitten und den Medikamentenverbrauch im Kreißsaal ergab den eindeutigen Nachweis: Aus den Statistiken einiger Kliniken in Kalifornien geht hervor, daß die Kaiserschnittrate nach Einführung der Wassergeburt auf unter fünf Prozent gefallen war. Die Rate an Saugglocken-Geburten sank ebenfalls auf drei bis sieben Prozent[12]. Zum Vergleich: Der durchschnittliche Anteil von Kaiserschnittgeburten in Deutschland lag 1992 bei etwa 15 Prozent, regional teilweise sogar bei 30 Prozent[8].

Der für jede einzelne Frau am deutlichsten spürbare Vorzug der Wassergeburt ist die Schmerzlinderung während der Wehen. Wassergeburtshelfer bestätigen immer wieder, daß

Frauen bei dieser Geburtsform kaum Schmerzmittel brauchen. Selbst sanfte Schmerzlinderung wie Akupunktur, Homöopathie oder Hypnose wird bei Wassergeburten nur selten eingesetzt. Frauen empfinden die „Schwerelosigkeit", die Wärme und den Wasserdruck auf den Bauch offenbar als ausreichend schmerzlindernd. Die Wassergeburt, „die Geburt ohne Regeln"[12], gibt ihnen zusätzlich die psychologische Sicherheit, selbst bestimmen zu können, ob und wann sie Schmerzmittel benutzen oder nicht. Der Einsatz von Medikamenten bei Geburt und Schwangerschaft wird klinisch trotz der Contergan-Erfahrungen immer noch sehr unbedacht gehandhabt: 8,5 Prozent aller Schwangeren bekommen Medikamente, von denen etwa die Hälfte schädlich für das Kind sein können. Den Müttern sollte endlich die Entscheidung überlassen werden, was sie tatsächlich einnehmen. Denn viele Frauen haben neun Monate jedes Medikament vermieden und wollen dann auch während der Geburt nicht mit Drogen behandelt werden, deren Wirkungen auf das Kind oft noch zehn Jahre später festzustellen sind. Warmes Wasser dagegen ist ein Schmerzmittel ohne jegliche Nebenwirkungen.

Ein weiterer Vorteil ist der niedrige Energieverbrauch des mütterlichen Organismus im Wasser. Die Wehen sind im Wasser leichter und auch kürzer als „auf dem Land". Trotzdem reichen diese leichteren Wehen für einen Geburtsfortschritt aus, ja beschleunigen ihn noch durch die größere Entspannungsmöglichkeit der Frau. Aufgrund dieser verkürzten Geburt sind die Frauen nach einer Wassergeburt immer sehr kräftig. Sie können meist problemlos aufstehen, mit ihrem Baby Bewegungsspiele im Wasser machen und sind auch für ihre Familie ansprechbar. Der geringere Blutverlust bei einer Wassergeburt läßt sie im Wochenbett kräftiger und frischer erscheinen und sich einfach gut fühlen. Schon nach zwölf Stunden können sie wieder baden, Haare waschen und ohne Schmerzen herumlaufen. Das macht die Wassergeburt besonders für Mütter mit mehreren Kindern attraktiv, die gerne so schnell wie möglich wieder „einsatzfähig" sein möchten.

Frauen, die schon „normale" Geburtserfahrungen haben, bemerken bei Wassergeburten immer wieder, wieviel schwächer die Geburtswege geschwollen sind, wenn sie aus dem Wasserbecken steigen. Dadurch ist ihre Beweglichkeit nicht so stark durch die Schmerzen an den Genitalien eingeschränkt.

Selbst ein potentieller Dammriß ist meist nur oberflächlich und klein und muß oft nicht einmal genäht werden. In jedem Fall ist er bis zum dritten, spätestens fünften Tag wieder verheilt. Infektionen an der Naht sind – soweit bekannt – nach Wassergeburten bisher nicht aufgetreten. Vorteile für das Kind

Vorteile der Wassergeburt für das Kind

Die Geburt bedeutet für das Kind eine Umstellung vom passiven und vollkommen abhängigen „Versorgtsein" über die Nabelschnur auf die aktive und selbständige Nahrungs- und Sauerstoffaufnahme. Was über die Plazenta von der Mutter weitergegeben wurde, übernahm der kindliche Blutkreislauf und versorgte über sein Gefäßsystem den gesamten Körper des Kindes bis zu den Finger- und Fußspitzen mit Nahrung und Sauerstoff. Abbauprodukte des Stoffwechsels wurden wiederum über die Plazenta zur Entsorgung an den mütterlichen Körper abgegeben.

Um die Sauerstoffversorgung selbst zu übernehmen, muß der kindliche Blutkreislauf den Sauerstoff aus der Atemluft in der Lunge entnehmen. Der Blutdruck des Körperkreislaufs ist aber für das zarte Lungengewebe zu hoch und würde es zerstören, denn er ist darauf eingerichtet, die Versorgung aller, auch der entlegensten Zellen zu gewährleisten. Mit Hilfe des genialen Saug-Pump-Mechanismus des mehrkammerigen Herzens wird der hohe Blutdruck an den Niederdruck des kleineren Lungenkreislaufs angepaßt, der den Sauerstoff aus den Lungenbläschen aufnimmt. Von der Lunge wird das sauerstoffreiche Blut wieder zum Herzen geleitet, das es in den Körperkreislauf pumpt. Das Herz wirkt also ähnlich wie eine Schiffsschleuse, bei der allerdings ein Druckunterschied und nicht ein Höhenunterschied überwunden wird.

Nach der Geburt muß nun der Lungenkreislauf zum ersten Mal arbeiten und seine Gefäße müssen sich langsam der Druckbelastung anpassen. Die Plazenta mit der Nabelschnur fungiert in diesem Stadium als eine Art Überlauf für den noch nicht perfekt funktionierenden kindlichen Kreislauf. Nabelt man jetzt sofort ab, entsteht im Lungenkreislauf leicht ein Überdruck, der die normale Systemfunktion beim Neugeborenen verzögert[13]. Auch das frühe Schreien des Kindes kann einen solchen Überdruck bewirken[14].

Durch das späte Abnabeln und ein lang überstehendes Stück Nabelschnur zum Druckausgleich in den ersten Stunden läßt eine Sanfte Geburt dem Kreislaufsystem des Babys genügend Zeit, seine volle Funktion langsam zu übernehmen.

Die vollständige Anpassung der Gefäße und Herzklappen an ihre neuen Aufgaben kann bis zu einer Woche dauern. Diesen Prozeß sollte man also nicht beschleunigen, indem man das Kind zwingt, sofort zu atmen oder zu schreien, denn diese medizinische Praxis bei Klinikgeburten hat keinerlei Vorteile für das Kind, sondern hemmt im Gegenteil eine angemessene Anpassung seines Körpers an die neue Umwelt. Dagegen fallen Wasserbabys, die eine verlängerte Anpassungsphase bis zur vollkommen eigenständigen Funktion von Atmung und Blutsystem erlebt haben, gerade durch die Gesundheit von Kreislauf und Atemwegen im Kleinkindalter auf[1]. Die Wassergeburt bietet dem Neugeborenen einen langsamen, stufenweisen Übergang vom Leben in der Gebärmutter zum selbständigen Leben. Solange es durch die Nabelschnur mit der Plazenta verbunden ist, kann es deren Sauerstoffvorräte ausschöpfen und seine Atmung entsprechend seinen Bedürfnissen einpendeln lassen. Im höheren Druck des Wassers verbraucht es außerdem weniger Energie und Sauerstoff, um den Blutdruck des Körperkreislaufs aufrechtzuerhalten als „an Land“. Das Wasser dient als Übergangsmilieu, das dem Neugeborenen genug Zeit zur Reifung und Anpassung läßt.

Hebt man das Baby nach der Geburt an die Luft, dann löst der fehlende Wasserkontakt auf der Haut, manchmal allein schon der Nabelschnur, den Atemreiz aus. Das Schreien dabei zeigt an, wie fremd dem Kind die trockene Kühle und der Luftdruck in der Lunge sind. Das Baby fühlt sich deshalb anscheinend wohler, wenn man es zum ersten Anlegen an die mütterliche Brust nur mit dem Gesichtchen aus dem Wasser herausnimmt. Es hat so genügend Zeit, die drei ersten Lebensaufgaben, Atmenlernen, Aufrechterhalten des Blutkreislaufs und Milchsaugen, nacheinander zu bewältigen, ohne seine Sinne zu überfordern. Nur selten muß die Hebamme aufgrund des Geburtsverlaufs und des Zustands des Kindes zu einem medizinischen Hilfsmittel greifen und den Atemreiz durch Gefäßkompression provozieren. Ist das sofortige Atmen des Kindes notwendig, reicht es bei einer Wassergeburt meist aus, das Neugeborene schnell aus dem Wasser herauszuheben und abzunabeln. Wissen und Erfahrung einer Fachkraft zur Beurteilung von solchen kritischen Situationen müssen bei jeder Wassergeburt zur Verfügung stehen.

Auch nach der Geburt hat der Rückfluß des kindlichen Blutes zur Plazenta noch eine Funktion: Sie dient jetzt als Abladestelle für Abfallstoffe und überschüssiges Blut des kindlichen Kreislaufs. Der Druck in den Plazentagefäßen nimmt natürlicherweise innerhalb der folgenden Stunden allmählich ab[1]. Bei Entbindungen im Schwarzen Meer stellte sich heraus, daß ausreichender Wasserdruck offenbar die Wundseite der Plazenta abdichtet, denn Blut trat nicht aus. Kinder, die in 10 bis 15 Metern Wassertiefe geboren wurden und dann weitere Stunden im Meer blieben, wurden nicht abgenabelt. Trotzdem verbluteten sie nicht, sondern nutzten die Plazenta als Überlauf. Bereits nach etwa zwei Tagen fielen Plazenta und Nabelschnur einfach ab. Diese Methode, zu gebären ist aber nur im Schwarzen Meer unter Anleitung eines wissenschaftlichen Teams möglich[1].

Der Druck der Wassermasse bei der Geburt scheint eine Beschleunigung der Nabelabheilung zu bewirken. Beobachtungen an Babys, die in verschiedenen Wassertiefen geboren wurden, zeigten die Tendenz, daß mit zunehmendem Wasserdruck die Dauer bis zum Abfallen von Nabelschnur und Plazenta verkürzt wurde. Bei einer Geburt im Planschbecken, also in etwa 800 bis 1000 Litern Wasser, kann man ab dem dritten Tag mit dem Abfallen der Nabelschnur rechnen. Nabelblutungen in den ersten sechs Lebenswochen, die normalerweise öfter vorkommen, treten anscheinend bei spätabgenabelten, im Wasser geborenen Babys nur selten auf. Solche Nabelblutungen zeigen an, daß die Integration des Lungenkreislaufs in den großen Kreislauf noch nicht ganz geglückt ist. Babys, die unter diesen Blutungen leiden, kann ein spezielles Bewegungstraining im Wasser helfen.

Springt die Fruchtblase bereits während der Geburtswehen, ist es geradezu ein Glück für das Baby, wenn seine Mutter im Wasser liegt oder hockt, denn dadurch wird die typische Geburtsgeschwulst durch den plötzlichen Sog am Kopf (aufgrund des fehlenden Flüssigkeitsdrucks) vermieden. So viele Babys werden mit einem dicken Bluterguß auf dem Hinterhaupt geboren, daß es zahlreiche Hebammen und Kinderkrankenschwestern für normal halten. Bei einer regelrechten Geburt springt die Fruchtblase erst dann, wenn der kindliche Kopf schon auf den Beckenboden drückt oder bei Mehrgebärenden gleich danach durchtritt. Eine Fruchtblase vor diesem Stadium künstlich zu sprengen, birgt einige Gefahren wie erhöhte Herzfrequenz in sich. Deshalb wird bei einer Wassergeburt die Fruchtblase immer erst kurz vor der Austreibung und vor allem im Wasser eröffnet, wenn sie nicht von selbst gesprungen ist. Bei einer Wassergeburt spürt das Baby vom Platzen der Fruchtblase nicht viel, insbesondere wenn die Salzkonzentration des Badewassers (z. B. mit Salz aus dem Toten Meer) der des Fruchtwassers angeglichen wurde.

Die Wassergeburt aus der Warte des Kindes

Die Eindrücke des Neugeborenen bei der Geburt im Wasser können in drei Stufen unterteilt werden: Die erste Stufe der Austreibungsphase bedeutet für das Baby, daß der Druck der Beckenknochen und des mütterlichen Dammgewebes auf den Kopf wegfällt, wenn es ins Wasser hinein geboren wird. Hier erlebt es wieder die gleichen Verhältnisse wie zuvor im Mutterleib, schwimmt in der Wärme des Wassers, kann sich wie in früheren „ozeanischen Zeiten" bewegen[15]. Dabei scheint für alle Kinder die fehlende räumliche Begrenzung durch die Gebärmutterwand zunächst überraschend zu sein. Viele genießen diese Bewegungsfreiheit aber offenbar und strecken erst einmal die Gliedmaßen in alle Richtungen aus. Solange die Plazenta nicht gelöst ist, wird das Baby weiterhin mit Sauerstoff von der Mutter versorgt. Licht und Geräusche erscheinen noch gedämpft. Deshalb schauen die meisten Wasserbabys auch lebhaft um sich und erkunden neugierig ihre Umgebung.

Das Verlassen des Wassers leitet die zweite Phase der Geburt ein. Schon der fehlende Wasserkontakt der Nabelschnur bewirkt jetzt den Atemreiz. Die Nabelschnur sollte daher möglichst länger unter Wasser bleiben, während das Kind selbst mit dem Kopf schon über dem Wasserspiegel ist. Währenddessen atmen die Kinder noch nicht ganz rhythmisch, doch während dieser Doppelversorgung hat das Baby Gelegenheit, einen möglichen Sauerstoffmangel auszugleichen. So kann sich das Lungengewebe vom vorgeburtlichen Druck allmählich auf den Unterdruck umstellen[13].

Nabelschnur und Plazenta dienen dabei dem Druckausgleich. Das Baby kann sich so in aller Ruhe auf seine neue Umgebung einstellen, ohne durch zu viele und zu starke Reize überfordert zu werden. Um atmen zu lernen, braucht ein Neugeborenes weder Kälte, noch Schläge oder die sofortige Abnabelung. Die natürlichen Mechanismen funktionieren seit Millionen von Jahren sehr gut.

Die dritte Geburtsstufe ist eine Art Erholungsphase für das Baby: Es kann sich im warmen Wasser entspannen, die zusammengedrückten Schädelplatten und Gelenke entfalten sich wieder. Der Druck auf Genick und Schultern während der Geburt hinterläßt bei vielen Kindern Schmerzen, was man an ihrer Berührungsempfindlichkeit in den ersten Wochen erkennt. Im Wasser können die Kinder wie bei einer Krankengymnastik durch Bewegung diese Verspannungen wieder lösen. Die meisten Babys sind sehr aktiv im Wasser, wenn die Wassertiefe und der Griff der Mutter dies zulassen, und scheinen dieses erste Bad nach der Geburt sehr zu genießen. Wassergeburtshelfer können den Eltern zeigen, wie man ein Neugeborenes bei seinen Bewegungen im Wasser nach der Geburt stützt. Manche Babys wollen zum Beispiel gleich tauchen und drehen sich selbst auf den Bauch. Ein Baby, das diese Drehung nicht aus eigener Kraft schafft, hat erfahrungsgemäß noch längere Zeit mit der Beeinträchtigung seiner Schultermuskulatur zu tun (Atlas-Syndrom). Es sollte dann ganz gezielt jeden Tag im Wasser ein Bewegungstraining absolvieren. Manchmal muß auch seine Wirbelsäule chiropraktisch wieder eingerenkt werden, wenn es bei dem spiralig gewundenen Durchtritt während der Geburt zu sehr gedrückt wurde.

Kinder, die im Wasser geboren werden, erleben so einen sanften Übergang vom „ozeanischen", vorgeburtlichen Leben zum Leben „mit beiden Beinen auf der Erde". Sie treten meist stabiler und gelassener ins Leben, denn ihr erster Eindruck wurde weder von Angst noch von Schmerz begleitet, und die körperliche Anstrengung der Geburt wurde in der Geborgenheit und gemeinsam mit der Familie erlebt. Die Rebirtherin Rima Beth Star schrieb dazu[16]: „Wie ein Keimling von Lebenserfahrung, so berührt die Geburtserfahrung das Individuum sein ganzes Leben lang. Während der Geburt entscheiden wir, daß das Leben schmerzhaft und erschreckend sei, und daß die Menschen uns verletzen, oder daß das Leben freundlich und freigebig ist, die Menschen schützend und liebevoll mit uns umgehen."

Bei einer Geburt stürmen so viele neue Eindrücke gleichzeitig auf das Kind ein. Aus der Psychoanalyse wissen wir, daß beim Durchtritt des Kopfes besonders der plötzliche Druckabfall schmerzhaft ist. Gleichzeitig wird sein Körper gedrückt und gepreßt, manchmal sogar verletzt. Der erste Atemzug, der die Lungenflügel auseinander treibt, scheint ebenfalls schmerzhaft zu sein, wie Leboyer aus der Mimik von Neugeborenen geschlossen hat[17]. Im Kreißsaal wird darüber hinaus die Nabelschnur sofort und sehr kurz durchtrennt, so daß es vollständig auf sich allein gestellt ist. Wenn das Baby die Gebärmutter verläßt, erwartet es eisige Kälte im Vergleich zum warmen Bauch der Mutter. Wenn dann noch eine OP-Lampe die Augen blendet, so kann man durchaus von einer Reizüberflutung sprechen. Nach bisheriger Ansicht der meisten Mediziner erfährt das Kind durch die Geburt einen solchen Schock, daß es ohnehin unempfindlich gegenüber den üblichen Handgriffen wie das Absaugen von Schleim oder sofortiges Abnabeln ist.

Psychologen, die sich mit dem perinatalen Zustand der Psyche beschäftigen, sind dagegen der Ansicht, daß sich gerade in einer Streßsituation alle Sinnesreize besonders gravierend einprägen. Bei der Behandlung von gewalttätig und straffällig gewordenen Klienten ist aufgefallen, daß immer wieder Geburtstraumen zu bearbeiten waren. So stellte Thomas Verny fest, daß 70 Prozent aller Schizophrenie-Patienten schwierige Geburten hatten und 15 von 16 Gewalttätern sogar besonders komplizierte Geburtsumstände. Er fand einen Zusammenhang von Geburten durch starke, künstlich eingeleitete Wehen mit einem Hang zum Sadismus und Masochismus[18].

Grelles Licht, Metallgeklapper, die Kälte klimatisierter Räume, grobes Anfassen des Neugeborenen und Absaugen der Atemwege haben bei der Geburt offenbar einen immensen Einfluß auf die psychische Orientierung des Neugeborenen. Lebenslang können sie in einer depressiven oder aggressiven Grundstimmung deutlich werden und anscheinend die Entwicklung einer Reihe von schweren psychischen Erkrankungen unterstützen. Je stärker das Kind durch die Geburt beeinträchtigt war, desto deutlicher prägten sich die Sinneseindrücke ein. Vergleichbar ist dies mit den Wahrnehmungen eines durch Hirnverletzungen bewußtlosen Erwachsenen auf der Intensivstation, wie der Musiktherapeut Hinrich Van Deest sie beschreibt[19]: „In seinem Koma nahm er Geräusche überlaut wahr. Das Klirren medizinischer Gerätschaften wurde deshalb als Bedrohung empfunden und der Bewußtlose ‚stellte sich tot'." Ein solcher Selbstschutzmechanismus ist sehr wahrscheinlich nicht nur bei erwachsenen Menschen wirksam. Zumindest aber erscheint die Geräuschkulisse eines Operationssaales nicht als freundliche Einladung zu einem neuen Leben. Dabei ist es eigentlich nicht sehr schwer, gewaltsame Eingriffe während der Geburt zu vermeiden und den Kindern einen sanften Übergang zu verschaffen, wie auch Leboyer es in seinen Filmen gezeigt hat [20].

Die Wassergeburt geht über die Ziele einer Sanften Geburt noch hinaus: Neben der äußerlichen Gestaltung eines angstfreien Umfeldes, einer intimen Atmosphäre und einer geburtsgerechten Umgebung will sie den Geburtsvorgang selbst sanft gestalten. Das Wasser entzerrt die Anhäufung von Sinnesreizen durch die Umgebung und die anwesenden Personen während der Geburt. Die Intensität dieser ersten Eindrücke wird erheblich gemildert. Eine Wassergeburt macht es dem Kind leichter, das Selbstvertrauen in seine Fähigkeiten aufrechtzuerhalten. Manchmal schafft es ein Neugeborenes dabei sogar, seine Fingerchen schon in den Mund zu stecken, wenn sein Körper noch nicht ganz geboren ist. Ein solches Verhalten ist sicher als ein Zeichen von Wohlbefinden zu deuten: Das warme Wasser ist ihm vertraut und die Geräusche hören sich an wie gewohnt. So wird der erste Eindruck des Lebens erst einmal durch Geborgenheit und Vertrauen bestimmt. Stanislav Grof stellte fest, daß die psychische Stabilisierung in der „Friedensphase", also wenn die Geburt beendet ist, vor allem dann erfolgreich verläuft, wenn das Neugeborene sich an seine „ozeanische" Phase im Mutterleib erinnern kann[15]. Ab diesem Zeitpunkt kann es sich weiterentwickeln und eine Bindung zu seiner neuen Welt aufbauen.

Die Wassergeburt und das soziale Netz

Kinder, die bei einer Wassergeburt ohne Fremdeinwirkung und Angst geboren werden, haben keine Gewalt kennengelernt. Sie sind aktiv und mit all ihren Kompetenzen zur

Welt gekommen und haben schon während der Geburt Gelegenheit bekommen, diese auch auszuüben. Solche Kinder fallen später vor allem durch ihre Kommunikationsbereitschaft auf, denn sie sind von Anfang an bestrebt, mit jedem menschlichen Wesen Kontakt aufzunehmen[21]. Ihre eindeutige Körpersprache animiert jeden Erwachsenen, mit ihnen zu sprechen[22]. Die Bindung an ihre Mitmenschen scheint für Wasserbabys eine besondere Rolle zu spielen. In einer Zeit zunehmender Individualisierung, kommunikativer Kühle und emotionaler Distanz zwischen den Menschen allgemein und insbesondere von Erwachsenen zu Kindern erscheint die Kontaktfreudigkeit und Bindungsfähigkeit von Wasserbabys als eine Chance zur Veränderung.

Die Familie als das Glied zwischen Gesellschaft und Individuum, spielt für das Großwerden von Kindern in unserem Kulturkreis eine Schlüsselrolle. Das Verschwinden der Großfamilien hinterläßt Lücken beim Zusammenleben mit Kindern. Die negativen Folgen können zum Beispiel innere und äußere Verwahrlosung der Kinder, wachsende Lieblosigkeit in der Eltern-Kind-Beziehung und Gewalt gegen Kinder sein. Die Geburt eines Kindes im Kreise seiner Familie übt eine stabilisierende Funktion auf das Verhältnis aller Familienmitglieder untereinander aus. Zum Beispiel könnte das gemeinsame Erleben einer Wassergeburt zwei Generationen, Mutter und Tochter, helfen, ihre Konflikte endlich zu bereinigen und eine neue Basis des Zusammenlebens zu schaffen. Viele Großmütter haben keine eigenen Geburtserfahrungen, obwohl sie Kinder haben, denn vielleicht war zu ihrer Zeit in allen Kliniken die sogenannte „Durchtrittsnarkose" als Schmerzmittel üblich: Wenn der kindliche Kopf geboren wurde, bekam die Mutter eine Kurznarkose, die sie erst zwei Stunden später wieder erwachen ließ. Sie konnte im allgemeinen nicht darüber entscheiden, ob sie bei wachem Bewußtsein oder schlafend entbunden wurde. Für diese Mütter bedeutet die Wassergeburt im Kreise der Familie eine Chance, die Lücken in ihrer eigenen Biographie auszufüllen. Neue Formen des Familienlebens können entstehen, die vielleicht die negativen Folgen der Kleinst- oder Rumpffamilien für Kinder vermeiden helfen. Immerhin sind 40 Prozent der Kinder in Deutschland Einzelkinder[23]. Die Wassergeburt könnte vielleicht auch hier zukunftsweisende Impulse geben.

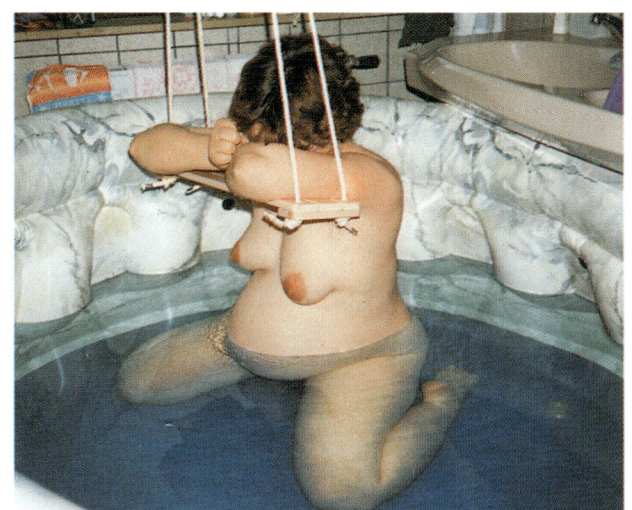
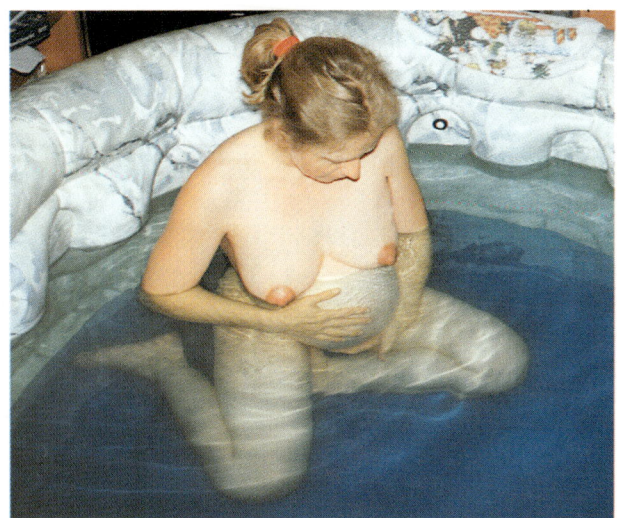

Das Wasserbecken bietet der Gebärenden Raum für beliebige Haltungs-
und Bewegungsmöglichkeiten.

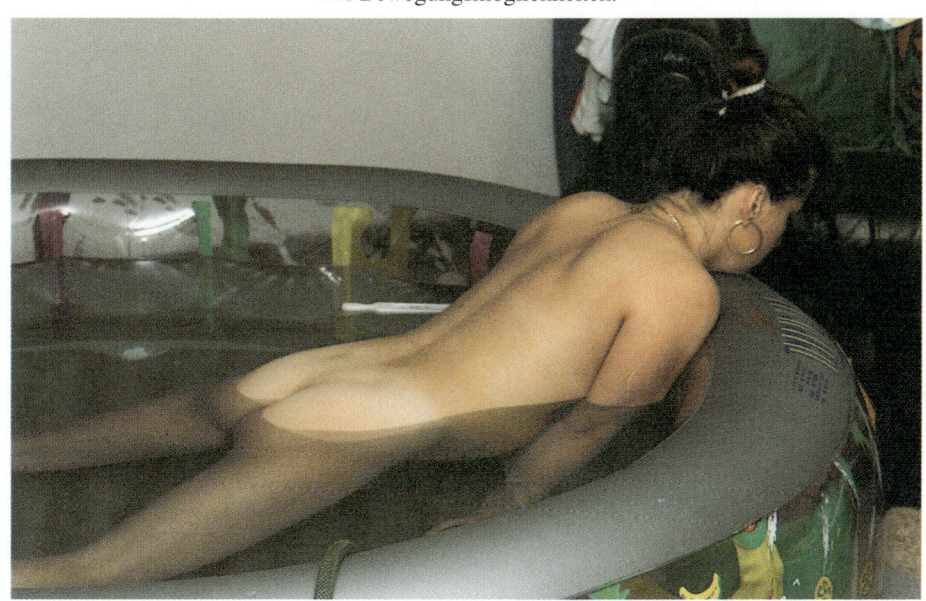

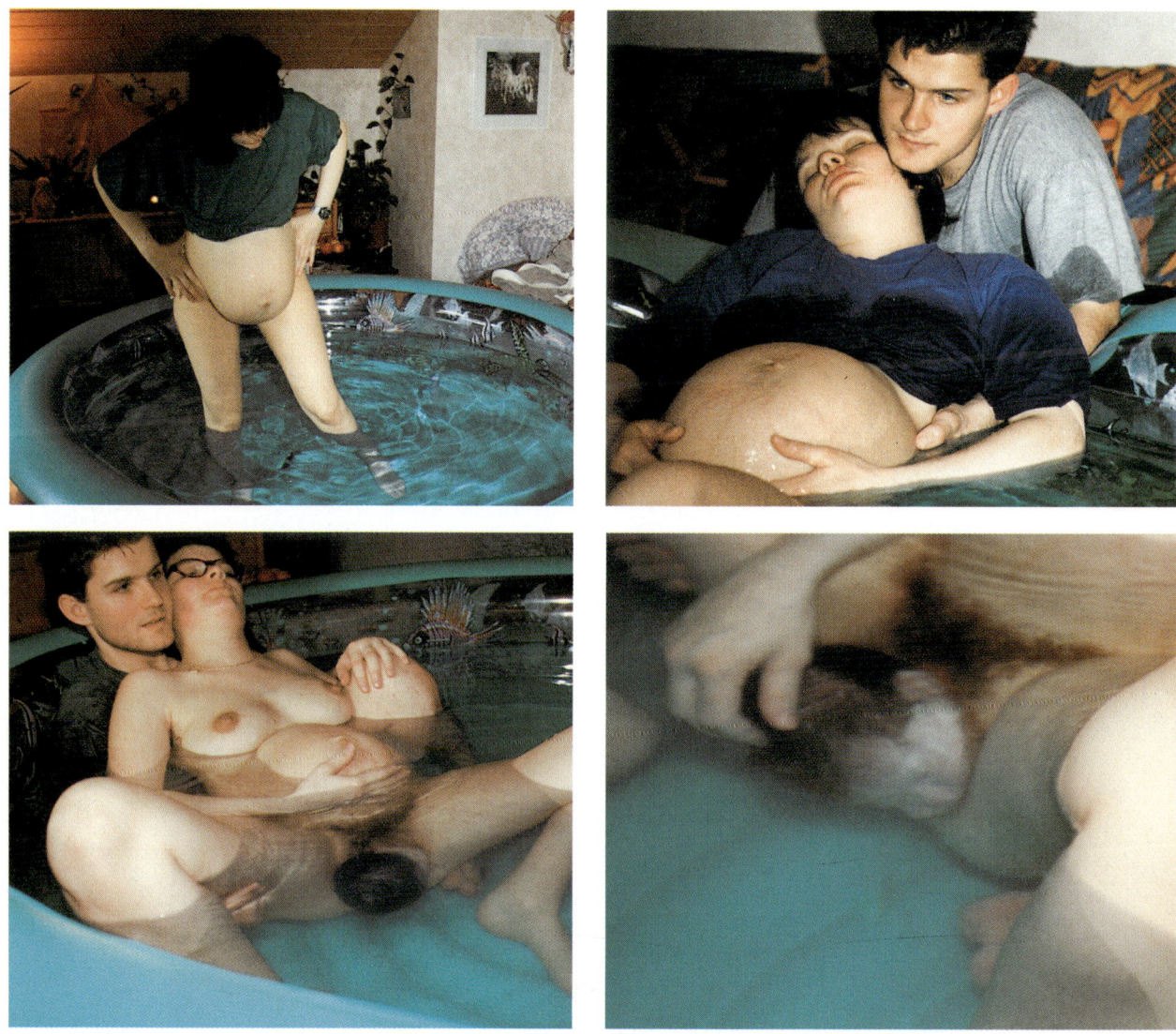

Diese und nächste Seite: Bei einer Wassergeburt kann die Mutter den Geburtshergang weitgehend selbst bestimmen und das Kind sicher und ohne Störungen durch Fremde in Empfang nehmen.

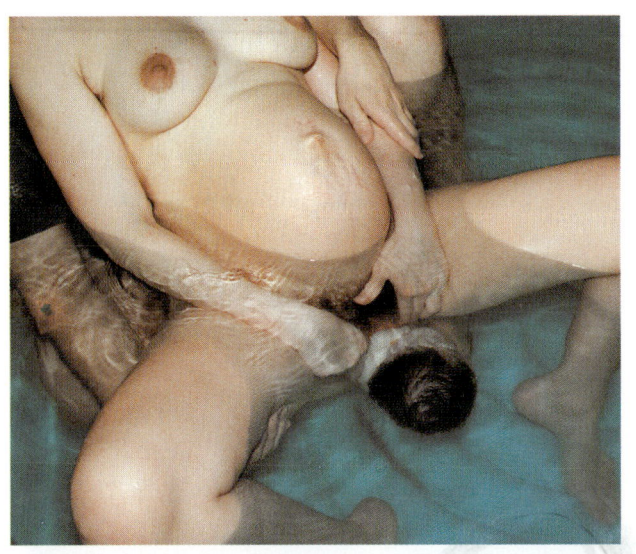
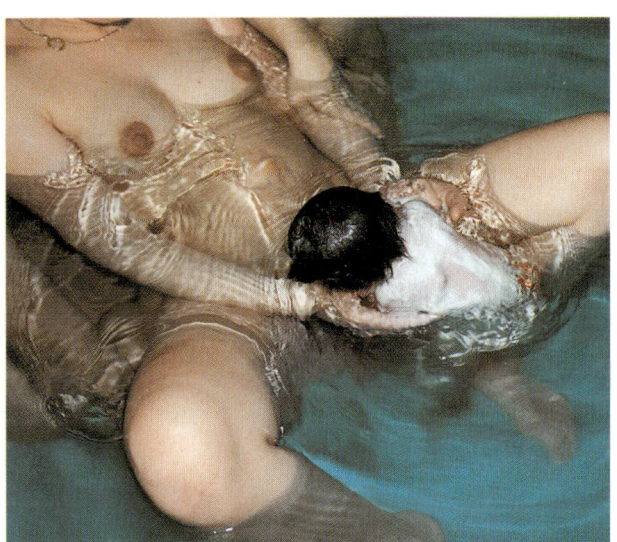
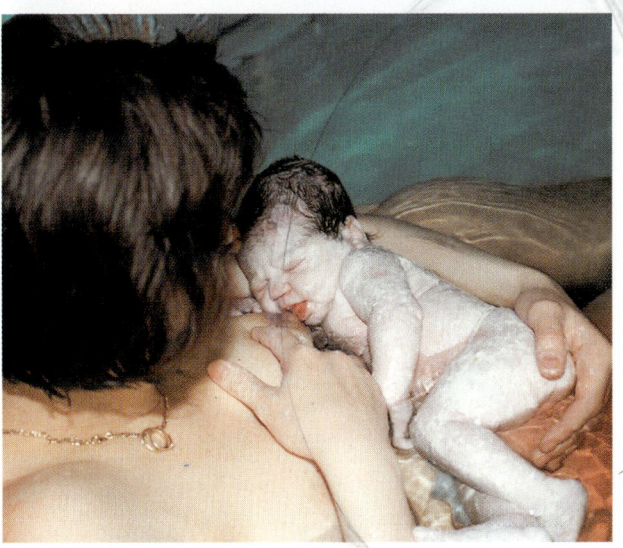
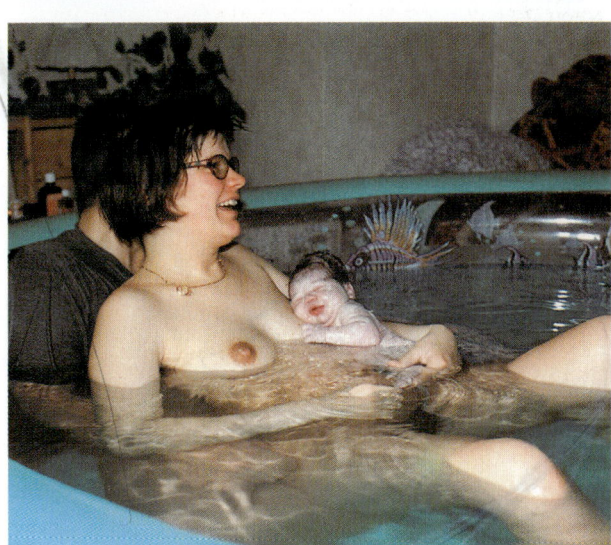

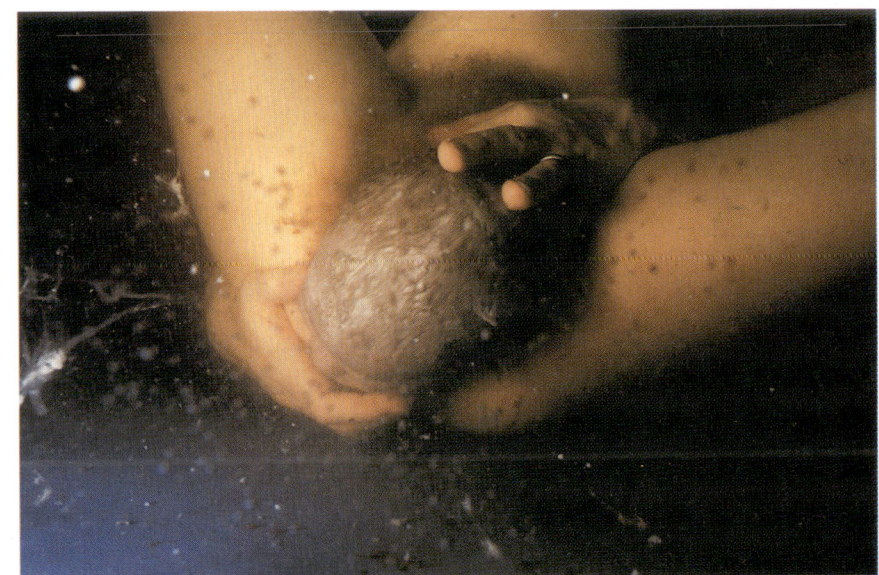

Diese und nächste Seite: Im Wasser
hat die Mutter eine gute Kontrolle
darüber, wie stark sie die Wehen
unterstützen sollte, um sich selber vor
Verletzungen zu schützen und gleichzeitig dem Kind eine sanfte Geburt zu
ermöglichen.

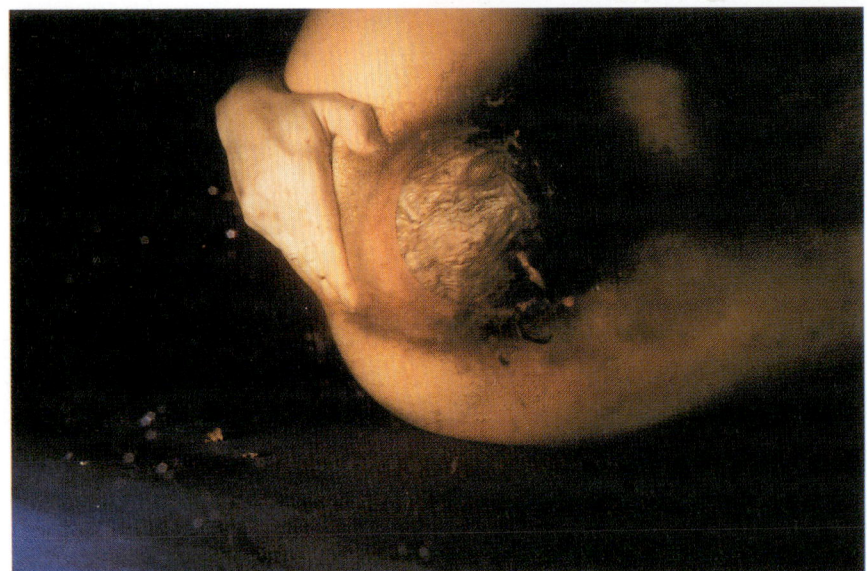

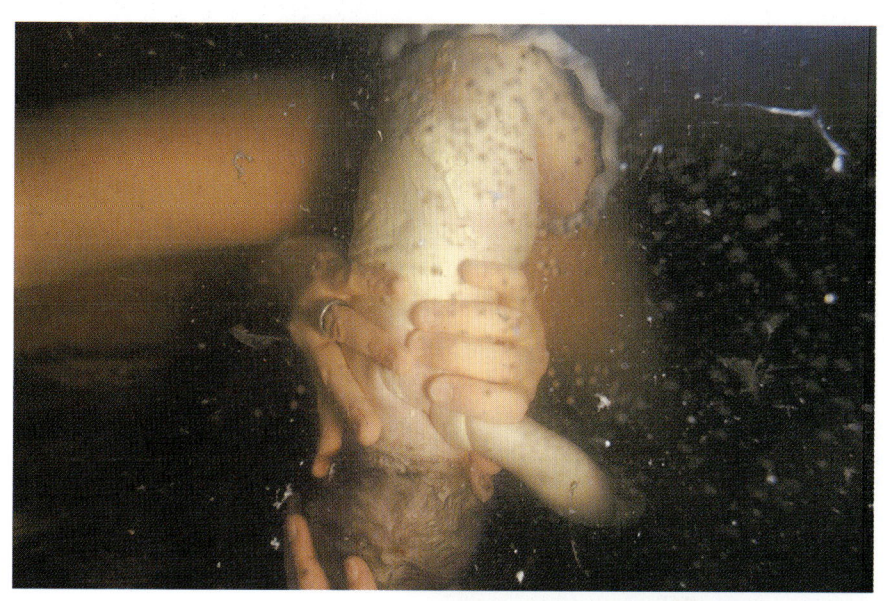
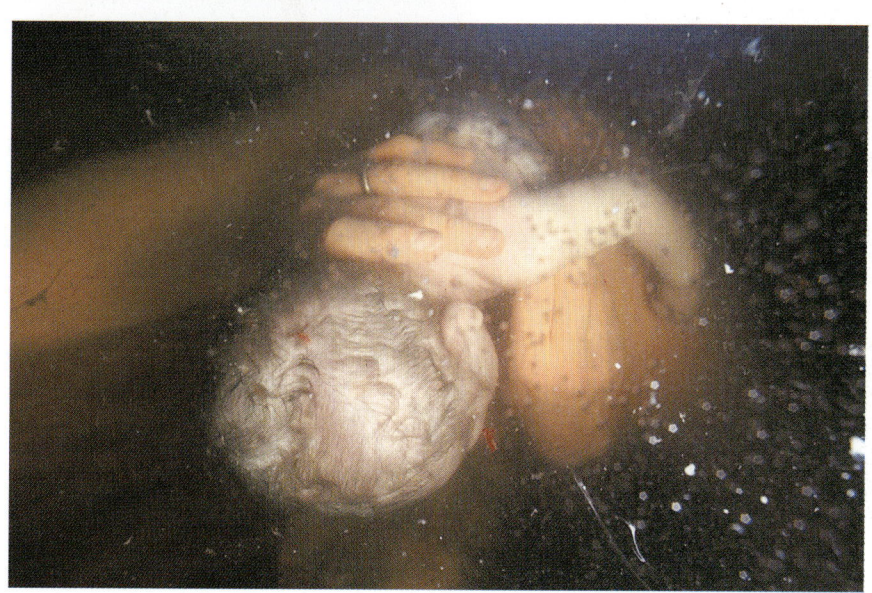

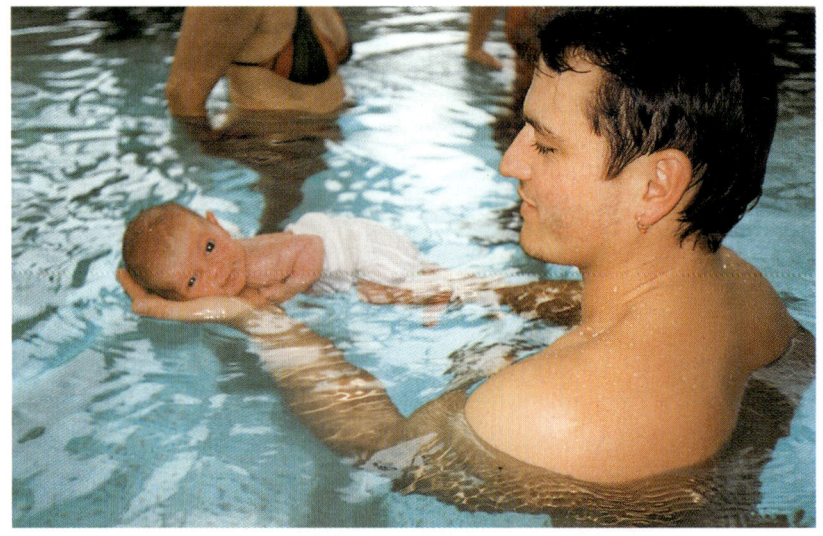

Diese und nächste Seite: Beim Wassertraining lernen die Kinder
schnell, ihre Atmung bewußt zu kontrollieren und sich über
oder unter Wasser eigenständig zu bewegen.

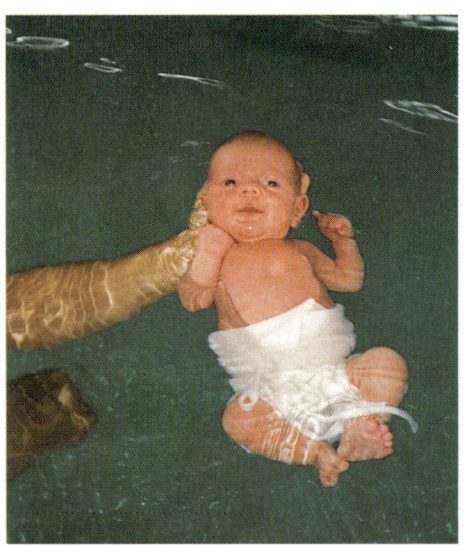

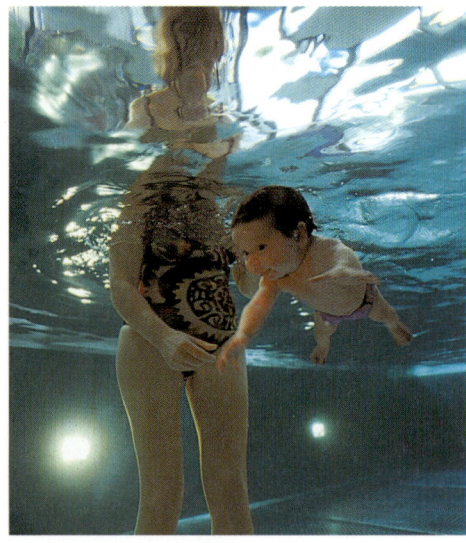

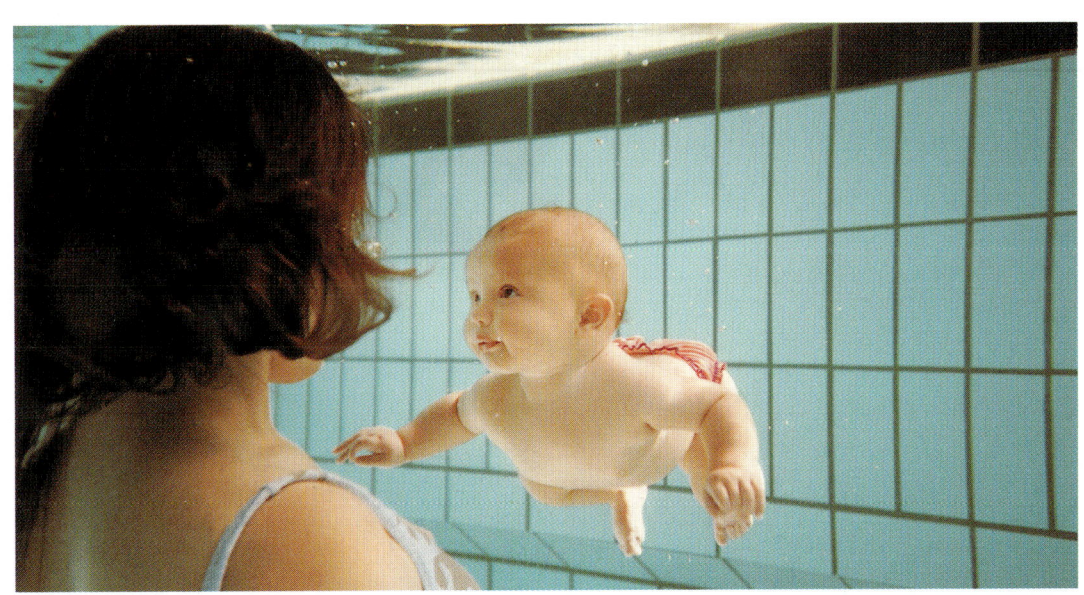
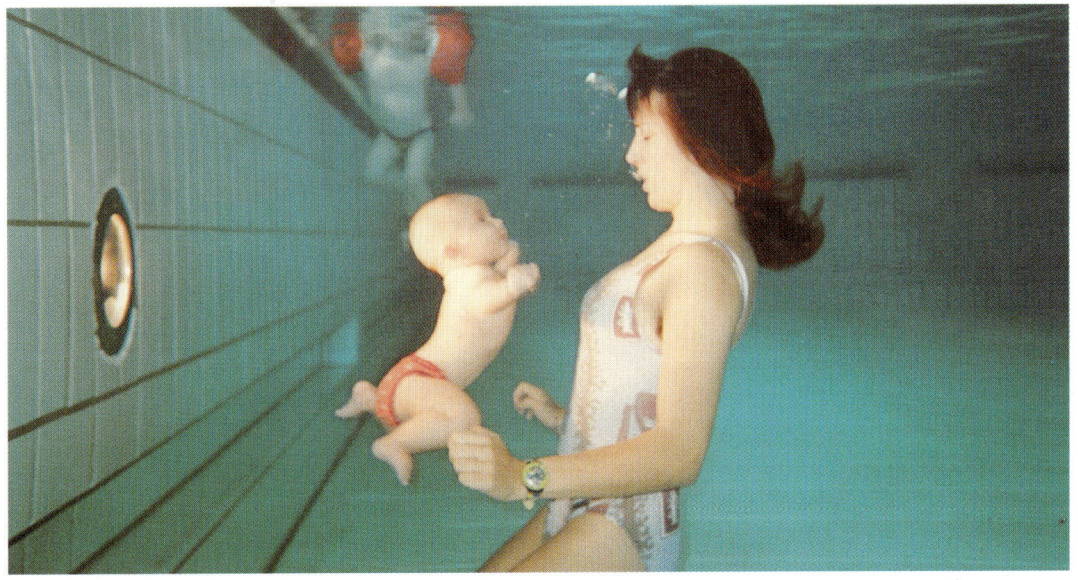

Beispiele für verschiedene Beckenmodelle, die für eine Wassergeburt in Frage kommen

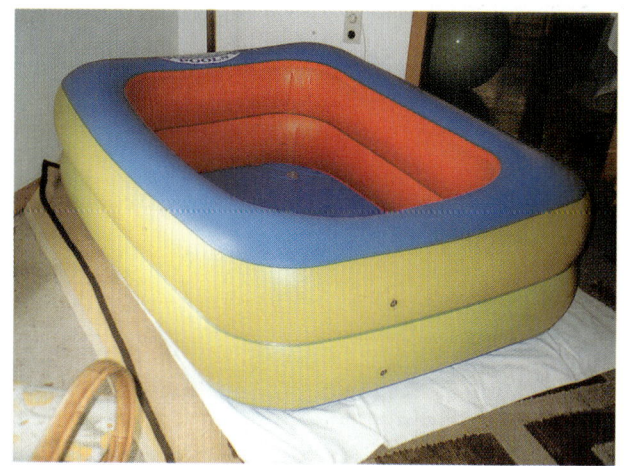

Aufblasbares Planschbecken

Winzerbecken

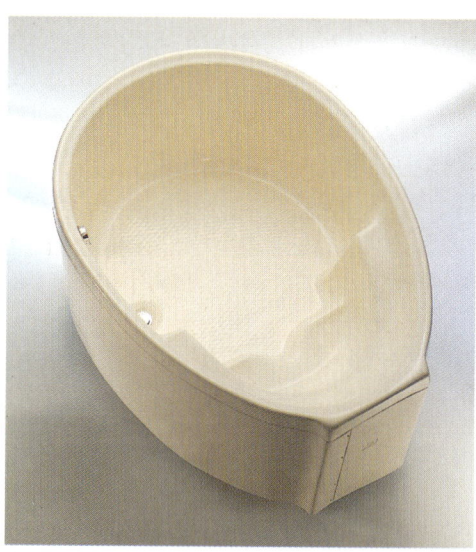

Klinikbecken

Bei den Vorsorgeuntersuchungen im ersten Lebensjahr des Kindes staunen Kinderärzte meistens über die große Aufmerksamkeit eines Wasserbabys. Ihre Fähigkeiten lassen sich in die überkommenen Normen der Kontrolluntersuchungen bei Kindern nicht mehr ohne weiteres einordnen[1,24]. Die Diskrepanz zwischen noch vorhandenen frühkindlichen Reflexen und schon kräftig entwickelter Muskulatur ist so auffällig, daß schon manch ein Kinderarzt dies für behandlungsbedürftig gehalten hat: Mit Medikamenten versuchte ein Arzt, den großen Appetit des Babys zu reduzieren. Ein anderer wollte gar mit krampflösenden Mitteln die gut durchtrainierten Muskeln erschlaffen lassen. Zum Glück sind beide Versuche fehlgeschlagen. Der Kopf eines Wasserbabys ist meist völlig unbeeinträchtigt durch eine Geburtsgeschwulst und wunderbar rund geformt. Wasserbabys zeigen in den ersten Lebenstagen keinen Gewichtsverlust, sondern nehmen im Gegenteil nach der Geburt schnell zu: Ab dem zehnten Tag steigern Wasserkinder ihr Gewicht sehr konstant um 350 bis 400 Gramm in der Woche. Im dritten Monat haben sie ihr Geburtsgewicht bereits verdoppelt, im siebten Monat verdreifacht. Auch das Längenwachstum ist

viel ausgeprägter. Manchmal scheinen Kinderärzte geradezu irritiert zu sein, weil Wasserbabys so groß und schwer werden, obwohl sie ausschließlich mit Muttermilch ernährt werden[25]. Wasserbabys halten offenbar das vorgeburtliche Wachstumstempo bis etwa zum fünften Monat, erst dann flacht die Wachstumskurve langsam ab. Im Alter von einem Jahr entspricht sie dann etwa den kinderheilkundlichen Normen. Für die gesamte Entwicklung im ersten Lebensjahr zeichnet sich für wassergeborene Kinder ein anderer Rhythmus ab als der, der zur Orientierung bei den üblichen Vorsorgeuntersuchungen der Kinder zugrunde gelegt wird.

Durch die außerordentlich schnelle Entwicklung und Stabilisierung des Körpers in diesem frühen Alter scheinen Wasserbabys besonders gut gegen Krankheiten und Umweltbelastungen geschützt zu sein. Dieser Vorsprung macht sich meistens in den folgenden Jahren noch deutlich bemerkbar: Die Kinder haben eine niedrigere Erkrankungsrate und genesen von den Kinderkrankheiten schneller[1], was nicht nur erfreulich für Eltern und Kind ist, sondern dem Gesundheitssystem sicher auch nicht unerhebliche Kosten erspart.

Immer wieder wird von Kolleginnen aus aller Welt berichtet, daß Wasserbabys auch in der intellektuellen und sozialen Entwicklung einen erheblichen Vorsprung zeigen. Ein Grund dafür könnte einfach die früher einsetzende körperliche Entwicklung sein, so daß bei ihnen das „dumme Vierteljahr" der ersten Lebenswochen nicht auftritt. Außerdem wurden ihre geistigen und seelischen Fähigkeiten nicht durch einen Geburtsschock gehemmt, der die Entwicklung erheblich verzögern kann. Für die Erforschung von Kommunikationsmechanismen sind solche Beobachtungen wichtige Mosaiksteine. Wasserbabys können zum Beispiel mit Delphinen besser kommunizieren als Erwachsene: Es stellte sich heraus, daß kranke Delphine, die sehr ängstlich und scheu sind, Wasserbabys, die bereits trainierte „Wasserratten" waren, ganz nah herankommen lassen. Die Wasserbabys hatten dabei offenbar keine Angst vor den großen Tieren, obwohl sie nie zuvor Delphine gesehen hatten. Ein dreijähriger Junge konnte sogar den Tieren Medikamente verabreichen, was dem Delphin-Spezialisten nicht gelungen war.[1] Wie funktioniert wohl diese Kommunikation? Durch Körpersignale oder bestimmte Ultraschallsignale? Für unsere moderne, sogenannte Kommunikationsgesellschaft sicher eine interessante Frage.

In der Raumfahrt nutzt man bei der Vorbereitung der Astronauten die einfache Tatsache aus, daß unter Wasser sehr ähnliche Bedingungen herrschen wie in der Schwerelosigkeit des Weltraums. So trainieren in Frankreich beispielsweise Astronauten im Schwimmbecken den Ausstieg aus Raumfähren. Sie haben selten Tauchkenntnisse, wissen also nicht, wie man unter Wasser „lebt" und müssen quasi „bei Null" beginnen: Einige Stunden lang üben sie zunächst nur, sich im Wasser und unter Wasser zu bewegen. Erst in einer zweiten Phase lernen sie die richtige Atemtechnik, die sie viel später auch in Krisensituationen anwenden, und trainieren die notwendigen Handgriffe im Umgang mit ihren Geräten unter Wasser[26].

Was Erwachsene mit soviel Mühe wieder erlernen müssen, verlernen Wasserbabys gar nicht erst. Die Schwimmlehrerin Huguette Harkin, die seit zwanzig Jahren Wasserbabys unterrichtet, meint: „Bis zum Alter von neun Monaten sind Säuglinge weder ganz Wasser- noch Landsäugetiere."[27] Gibt man ihnen die Gelegenheit, ihre enge Verbindung mit dem flüssigen Element, die sie im Mutterleib hatten, nach der Geburt nicht abreißen zu lassen, dann können Wasserbabys ihre Bewegungen und ihr Atemvolumen spielerisch an die Unterwasserbedingungen anpassen. Mit vier Monaten kann ein trainiertes Wasserbaby manchmal schon zig Meter weit tauchen[28]. Bereits im ersten Vierteljahr seines Lebens beherrscht es Fähigkeiten, die speziell ausgebildete Astronauten ganz neu erlernen müssen. Jacques Mayol, der berühmte französische Freitaucher, der eine Tiefe von 100 Metern ohne Hilfsmittel und Spezialausrüstung erreicht, wurde mit wassertrainierten Babys bekanntgemacht. Als er seine 12 Monate alten Tauchkameraden beobachtete, rief er aus: „Oh Gott, sie brechen alle Rekorde! Diese Kids werden eines Tages den Ozean bewohnen!"

In Rußland untersuchte der Wissenschaftler Arshavskij eine Reihe von trainierten Wasserbabys und stellte fest: „Natürlich können sie im Alter von einem Jahr schwimmen wie die Fische im Wasser. Aber sie haben auch eine kräftigere Konstitution mit gut entwickelten Lungen. Sie ertragen sowohl Kälte als auch Hitze bemerkenswert gut und sind darüber hinaus ungewöhnlich intelligent. Niemals werden sie zu den Managerkrankheiten von Hektik und Streß neigen, aber vor allem nicht zu Herzerkrankungen oder Herzinfarkten. Sie

können leicht ein ganzes Jahrhundert überleben."[1] Und Tscharkowskij berichtete in einem Interview über seine Studien: „Mit einem Jahr können diese Kinder sprechen, ihr Wortschatz entspricht dem dreijähriger russischer Kinder. Mit fünf Monaten stehen sie bereits und mit sechs Monaten laufen sie. Außerdem sind sie scheinbar immun gegen Erkältungen und andere Krankheiten."[28]

Diese Erfahrungen mit gesunden Kindern setzte Tscharkowskij bei seiner Arbeit in Weißrußland ein: Er behandelte in Tschernobyl und Kasachstan Kinder, die an den Folgen der radioaktiven Bestrahlung litten, die vor allem die Grundfunktionen von Herz, Kreislauf und Atmung sowie spastische Lähmungen betrafen. Tscharkowskijs Therapie im Wasser ist eine wirksame Hilfe für diese Kinder, die oft von Geburt an ein Pflegefall sind: Sie werden durch das Training im Wasser so gestärkt, daß sie danach oft allein im Rollstuhl sitzen und ihre Grundbedürfnisse selbst erledigen können. Tscharkowskij meint: „Wenn Wasser einem solchen Kind Leben und Kraft geben kann, dann muß man sich nur vorstellen, was es für ein Kind tun kann, das im Vollbesitz seiner Kräfte geboren wurde!"[29]

1 Henry Gris: Dolphin Midwives, Simply Living No 2, 1987

2 Marsden Wagner: Pursuing the Birth Machine. The Search for Appropriate Birth Technology, Vortrag auf der 1. Deutschen Arbeitstagung „Haus- und Praxisgeburten", Karlsruhe 1992

3 Zimmermann, Huch, Gerd Eldering: Wie sicher ist die Wassergeburt?, Die Hebamme Nr. 2, 1993, Nr. 1, 1994

4 Vorträge der Conference on Water Birth, London 1995: Josie Muscat: 1000 Waterbirths: Selection Criteria and Outcomes (Malta)
Michael Rosenthal: A Clinical Analysis of 948 Waterbirths at the Family Birth Centre (Kalifornien/USA)
Yehudi Gordon: Issues of Safety and the Decision Making Process (London)

5 Jessica Johnson, Michel Odent: We are All Waterbabies, Madrid 1994

6 Walther Prinz: Schwangerschaft, München 1994

7 Südwestpresse Ulm vom 26. 10. 1993 zum Jubiläum der Frauenklinik

8 Kurzberichte der WHO von den internationalen Symposien zur Geburtshilfe, Kopenhagen 1985, 1986, 1992

9 I. Ingmarsson: Überwachung während der Geburt: Ein kontinuierliches Monitoring ist nicht erforderlich, Deutsche Hebammenzeitung Nr. 4, 1994

10 Isabelle Gabriels: Aquarius vers une synthese mondial, Aquarius, Ostende/Belgien 1991

11 Video „Cradeld in Water", Henry-Surruys-Hospital, Belgien 1989

12 Michael Rosenthal: Water Birth, an American Experience, Waterbaby Information Book, San Francisco 1988

13 Doniec-Ulman et al.: Water Immersion-Induced Endocrine Alterations in Women with EPH-Gestosis, Clin. Nephrol. 28, 1987, S. 51–55

14 Karil Daniels: The Newest Form Of Gentle Birth, Water Baby Information Book, San Francisco 1988

15 Stanislav Grov: Auf der Schwelle zum Leben, München 1989

16 Barbara Harper: The Mysterious Origins of Waterbirth, Gentle Birth Information Book, Kalifornien 1993

17 Frederic Leboyer: Geburt mit Leboyer I, Videofilm, München 1987

18 Thomas Verny: Das Seelenleben des Ungeborenen, Berlin 1989

19 Hinrich van Deest: Heilen mit Musik, Stuttgart 1994

20 Frederic Leboyer: Geburt ohne Gewalt, München 1978

21 Karin Friele: Baby-Schwimmen, Diplomarbeit am Institut für Sportwissenschaften der Universität Göttingen 1989

22 Desmond Morris: Video „Baby Watching", 1994

23 TV-Porträt zum 70. Geburtstag von Irenaus Eibl-Eibesfeldt, VOX, Mai 1995

24 Cornelia Enning: Baby-Begleitbogen im 1. Lebensjahr nach einer Wassergeburt, unveröffentlichte Studie seit 1992

25 Wasserbabys Schmunzelecke, Wasserbaby-Post Nr. 1, 1995 (Elterninitiative Wasserbabys, Mühlacker)

26 Isabell Croizeau: Weltraum-Taucher, Tauchen Nr. 7, 1994

27 Ralf Breier, Jörg Reiter, Greenpeace: Delphingeschichten, Köln 1992

28 Interview mit Igor Tscharkowskij in einem TV-Bericht, Neuseeland 1989

29 Eric Sidenbladh: Wasserbabys, Geburt und Entwicklung in unserem Urelement, Essen 1983

Die Ausstattung einer Wassergeburt

Beide Formen der Wassergeburt, die Warmwasser- und die Kaltwasser-Methode sind sowohl in einer Klinik und als auch zu Hause möglich. Voraussetzung ist eine geburtsgerechte Ausstattung und ein Wasserbecken. Alle Kliniken bieten mindestens eine Badewanne und manchmal sogar ein Geburtsbekken an. Einige Ärzte haben die Vorteile des Wassers bei der Geburt entdeckt und ermuntern die Gebärenden sogar, sie zu nutzen. Zu Hause können die Eltern selbst entscheiden, wie einfach oder luxuriös sie ihre Familiengeburt gestalten wollen. Jede Form der Ausstattung hat ihre Vorteile und Nachteile, die den unterschiedlichen Wünschen und persönlichen Bedürfnissen gerecht werden sollte.

Die Badewanne

Wenn die Schwangere sich vor der Geburt nicht festlegen möchte, ob sie im Wasser oder „an Land" entbinden wird, dann ist die Badewanne ideal. Die Frau kann so ganz offen bleiben für die Signale ihres Körpers und doch schnell ins Wasser steigen, wenn sie es für nötig hält. Insbesondere wenn sich schon in der Schwangerschaft Hinweise für mögliche Risiken, wie zum Beispiel Bluthochdruck der Mutter, Frühgeburt oder ein sehr großes Kind, ergeben, sollte man sich auf die Nutzung einer Badewanne beschränken: Bei möglichen Komplikationen kann man so die Geburt schnell „ans Land" verlegen.

Die Badewanne ist allerdings zu eng, um als Paar entspannt darin zu liegen, und die Variationsmöglichkeiten der Gebärhaltungen sind stark eingeschränkt. Zum Beispiel könnten sich beide Eltern quer in die Wanne knien oder hocken: Die Frau kann sich beim Mann anlehnen oder an seinem Knie abstützen, so daß sie beide Hände frei hat, um ihr Baby selbst zu empfangen.

Ein großer Vorteil der Badewanne ist dagegen die einfache Entsorgung des Brauchwassers nach der Geburt oder wenn bei Komplikationen die Plazenta oder Nachblutung aufgefangen werden soll: Man kann Wasser nach Belieben aus der Wanne herauslassen oder neues dazulaufen lassen, wann immer es nötig ist. Ein Badezimmer hat daneben den Vorteil, daß es sehr schnell warm wird. Allein der Wasserdampf einer vollen Badewanne reicht meistens schon aus, um die richtige Raumtemperatur von etwa 25 Grad Celsius und zugleich eine leicht tropische Atmosphäre zu erreichen. Viele haben heute Pflanzen im Bad stehen, die zusätzlich eine freundliche Atmosphäre schaffen.

Bei einer Wasser-Hausgeburt verarbeiten die meisten Frauen die Wehen bis zur Übergangsphase im Badezimmer. Ist der Muttermund dann vollständig geöffnet, wechseln sie gerne den Standort und entbinden in einem Planschbecken mit kühlerem Wasser. Mehrgebärende werden diesen Weg allerdings nicht mehr schaffen, weil sie zwischen Übergangswehen und Austreibung oft keine Zeit mehr dazu haben. Sie gehen entweder gleich ins Planschbecken oder bleiben in der Badewanne, in die sie kaltes Wasser nachlaufen lassen können, bis eine kühlere Temperatur von 30 bis 32 Grad Celsius erreicht ist.

Das Planschbecken

Ein Kinder-Planschbecken kann die Wehenzeit sehr bequem gestalten. Es sollte groß genug sein, einen stabilen Rand haben und möglichst einen 50 Zentimeter hohen Wasserspiegel zulassen. Optimal ist ein hitzebeständiger Wasserschlauch, der vom Warmwasserhahn direkt in das Planschbecken hineinreicht. Mit einem mobilen Planschbecken kann die Geburt in jedem Raum, ob Bad, Wohnzimmer, Küche oder Kinderzimmer stattfinden. Viele Eltern wählen die gut beheizbare Küche, weil hier der Fußboden meist wasserfest ist. Möchte man die Geburt zu einem zentralen Erlebnis machen, eignen sich als Mittelpunkt des häuslichen Lebens besonders die Küche oder auch das Wohnzimmer.

Die bequemsten Wasserbecken sind Plastikbecken, die in einem Gestänge hängend aufgestellt werden. Sie haben meist eine angemessene Größe, so daß auch mehrere Familienmitglieder (nach der Geburt) hineinpassen. In einem großen Becken kann die Gebärende auch bequemer umherlaufen und jede Haltung annehmen, die ihr bei der Wehenveratmung angenehm ist. Außerdem hat der Partner neben ihr genug Platz, um sie gegebenenfalls tatkräftig zu unterstützen. Allerdings sollte man vorher berechnen, wieviel Wasser das Becken faßt, um abschätzen zu können, ob der Fußboden das Gesamtgewicht auch trägt.

Beliebt sind auch die aufblasbaren Plansch-becken mit einem breiten Rand, der so stabil sein sollte, daß die Frau sich auf ihm abstützen kann. Vielleicht möchte sie mit den Armen auf dem Beckenrand liegen und bäuchlings im Wasser schweben, was schon viele Frauen als sehr wohltuend beschrieben.

Um Wasserschäden durch möglicherweise undichte Stellen im Planschbecken zu vermeiden, sollte auf dem Boden eine Schutzfolie liegen. Als zusätzliche Bequemlichkeit hat sich auch eine weiche Unterlage aus Schaumstoff bewährt. Unter dem Boden des Planschbeckens läßt sich mit Hilfe von Kissen sogar eine regelrechte Polsterlandschaft mit vielen Mulden gestalten, in denen die Frau verschiedenste Möglichkeiten hat, in jeder Wehe eine andere bequeme Haltung zu finden. Gleichzeitig kann mit ihnen die Wassermenge im Planschbecken reduziert werden (siehe Abbildungen S. 80).

Ein Wasserbecken in der Wohnung ist natürlich auch für andere Familienmitglieder besonders ansprechend: Geschwisterkinder sind meist nur schwer von einem solch einladenden Ort fernzuhalten. Deshalb sollten sie entweder schon vorher in dem Becken gespielt haben oder aber wissen, wann sie mit

ins Becken hineindürfen. Viele Frauen möchten ihre Kleinen während der Eröffnungswehen in ihrer Nähe haben. In der Übergangsphase schicken einige Frauen ihre Kinder dann aus dem Planschbecken hinaus. Ein Erwachsener sollte allerdings bereit sein, um das Kind in Empfang zu nehmen und abzutrocknen. Nach der Plazentageburt spricht nichts mehr gegen ein erstes gemeinsames Familienbad zum Kennenlernen des neuen Familienmitglieds.

Wasserbecken mit Tiefe

Viele Frauen wollen den schmerzlindernden Effekt des Wassers mit einer aufrechten Gebärhaltung kombinieren. Durch das Hängen an einem Seil oder einer Schaukel werden die Verbindungen der Beckenknochen gelockert und geben dem Druck des kindlichen Kopfes gut nach.

Noch aufgerichteter kann die Frau gebären, wenn das Wasser tief genug ist: In Wasserbecken, die einen Wasserspiegel von mehr als einem Meter zulassen, kann die Frau im Stehen entbinden. Viele Frauen berichten, daß die große Wassermenge in solchen Becken ihnen viel Erleichterung während der Wehen verschafft hat. Das Wasser gibt den Gebärenden offenbar durch den natürlichen Auftrieb ein Gefühl der Schwerelosigkeit. Der leichte Druck des Wassers auf den Bauch wirkt während der Wehen zusätzlich lockernd und entspannend. Becken, die eine solche Wassertiefe bieten, findet man unter Winzerbecken oder Tiertränken in der Landwirtschaft. Zur Geburt müssen sie unbedingt von chemischen Rückständen befreit werden. Meistens sind sie eher dunkel gefärbt, so daß die Gebärende mit dem Wasser sehr vertraut sein sollte, um von der Dunkelheit und der Tiefe nicht abgeschreckt zu werden. Deshalb wählen wohl nur wenige Frauen solche Becken für die Wassergeburt. Man kann aber auch eine Taucherlampe auf den Boden des Beckens legen, um das Bad aufzuhellen (siehe Abbildungen S. 80).

Das Spezialbecken

Für die Warmwasser-Geburt braucht man ein Spezialbecken, das groß und hoch genug und eventuell beheizbar ist, um auch bis zum Geburtsende eine konstante Temperatur von 37 Grad Celsius aufrechterhalten zu können.

Die neueste Entwicklung erlaubt inzwischen sogar eine risikolose Überwachung der kindlichen Herztöne mit einem CTG bei der Wassergeburt, die bislang mit den herkömmlichen Netzgeräten potentiell die Gefahr eines lebensbedrohenden elektrischen Schlages in sich barg. Die Geburtswanne, deren Entwicklung auf die Initiative von Gerd Eldering zurückgeht, ist beheizbar und verfügt über ein integriertes, aber galvanisch entkoppeltes Überwachungssystem. Zur Überwachung dienen neuartige wasserdicht gekapselte Tonaufnehmer, die – batteriebetrieben – den Puls des Kindes mittels Ultraschall erfassen und kabellos an einen im Wannenkorpus integrierten „Empfänger" weiterleiten, der wiederum über ein Kabel mit dem Monitor verbunden ist. Damit fallen die störenden Kabel am Körper weg und die Gebärende behält ihre volle Bewegungsfreiheit in der Wanne, deren neue Form auch der Hebamme optimale Bewegungsmöglichkeiten bietet.

Ideal ist eine Wasserhöhe von 60 bis 100 Zentimetern, in der sich die Frau während der Eröffnungsperiode, besonders gut entspannen kann. Solche Becken werden von einem Mietservice als tragbare oder fest installierbare Vorrichtungen angeboten mit verschiedenen Isolationsschichten, befüllbar mit 600 bis 800 Litern Wasser und körpergerechter bzw. bewegungsgerechter Form (siehe Abbildungen S. 80). Während der Geburt können die Frauen so viele verschiedene Haltungen im Wasser einnehmen, ohne den Halt zu verlieren und auszurutschen. Einige Geburtshäuser und Kliniken bieten bereits solche fest eingebauten Geburtsbecken für die Warmwasser-Geburt an. Die einfacheren und mobileren Modelle kann man meistens auch mieten.

Zubehör

In der Austreibungsphase geht bei vielen Frauen auch Stuhl ins Wasser ab, der mit einem Haarsieb herausgefischt werden sollte, um Infektionen zu vermeiden. In der Nachgeburtsphase geht immer geronnenes Blut ab, das mit Hilfe eines Filters beim Ablassen des Wassers abgesondert werden kann. Der Einsatz von Sieb und Filter ist aus hygienischer Sicht allerdings nicht zwingend, denn auch in natürlichen Gewässern schwimmen Fremdstoffe, durch die aber – soweit bekannt – noch keine Infektionen bei Mutter oder Kind ausgelöst wurden. Ob die mütterlichen Darmbak-

terien für Mutter und Kind außerhalb des Körpers im Wasser infektiös sein können, ist nicht zufriedenstellend geklärt. Die Erfahrungen mit Wassergeburten haben aber bisher keinen Fall von Infektionen durch Fäkalbakterien erbracht.

Ein Badethermometer hilft dabei, die richtige Wassertemperatur einzustellen. Zu Beginn der Geburt neigen viele Frauen dazu, das Wasser zu warm einzulassen. Die Muskelarbeit der Gebärmutter erwärmt das Fruchtwasser leicht: Dem Kind würde in einem zu heißen Bad also zusätzlich „eingeheizt", was es bei der anstrengenden Geburtsarbeit zusätzlich belasten würde. Deshalb sollte das Badewasser in der Eröffnungsphase nicht wärmer als 37 Grad Celsius sein. In der Übergangsphase neigen dann wiederum die Männer dazu, das Wasser zu warm zu temperieren: Jetzt wären 37 Grad Celsius zu heiß für die schwere körperliche Arbeit der Frau in den Übergangswehen. Gebärende bevorzugen in der Übergangsphase eine Wassertemperatur von 30 bis 32 Grad Celsius. Ihre Partner, die mit im Wasser sitzen, können sich oft nicht vorstellen, daß ihre Frauen so niedrige Temperaturen als angenehm empfinden, während sie selbst frieren. Leider weisen die gängigen Badethermometer eine Meßvariable von etwa drei Grad Celsius auf, was manchmal zu ungenau ist. Im Zweifel ist das Gefühl der gebärenden Frau die zuverlässigste Richtschnur.

Manche Frauen haben schon in der Schwangerschaft ausprobiert, wie sie mit einem Schnorchel untertauchen und im Wasser ihre Atemtechnik anwenden können. Mit dem Schnorchel kann man etwa einen halben Meter tief abtauchen, gerade soviel, daß man den leichten Druck des Wassers wahrnimmt. Das Wasser hat in dieser Tiefe eine ähnliche Wirkung auf die Mutter wie das Fruchtwasser auf das Ungeborene, und viele Frauen empfinden das Abtauchen während einer Wehe als besonders angenehm. Gleichzeitig werden vom Wasser Licht und Geräusche gedämpft. Störende Sinneseindrücke können so ausgeschaltet werden, und die Frau kann ihre Sinne ganz nach innen richten und sich noch besser entspannen.

Gestaltung des Geburtsraumes

Bereits während der Schwangerschaft spüren die meisten Frauen einen unwiderstehlichen Drang, ihre Umgebung zu verändern. Viele Elternpaare wechseln jetzt ihren Wohnsitz, richten ein Kinderzimmer ein, in dem ein Baby so sicher nicht wohnen wird, oder streichen einfach alle Türen im Haus neu an. Der Instinkt des „Nestbauens" hatte ursprünglich den Sinn, die Ankunft des neuen Erdenbürgers so vorzubereiten, daß er in seiner Umgebung sicher ist und sich zurechtfinden kann. Man nutzt ihn am besten, um den Geburtsraum einladend zu gestalten. Er sollte warm, gemütlich und dämmerig sein, aber auch den ästhetischen Sinn für Schönheit in Klang, Farbe und Form befriedigen.

Um sich bei der Wehenarbeit frei im Raum bewegen zu können, sollte er eine warme, leicht tropische Atmosphäre besitzen. Zimmerpflanzen tragen mit ihrem Blattgrün zu einem entspannenden Eindruck bei. Mit Kerzenlicht anstelle von elektrischem Licht kann man die nötige Privacy herstellen. Die Dämpfe des warmen Wassers sind für Mutter und Neugeborenes sehr angenehm und manche Frauen schätzen auch eine Aromalampe mit entspannenden oder anregenden ätherischen Ölen. Sanfte Musik kann das Bad zu einem äußerst angenehmen Ort der Entspannung werden lassen.

In der Eröffnungsperiode sollte die Musik, begleitend zum Wehenrhythmus, eher anregend sein. Dazu eignen sich dynamische Stücke aus der Klassik, auch Barockmusik, südeuropäische Tänze, Leboyers Wehengesänge, die Planetenmusik des Erdentones oder Didgeridoo-Klänge. Arabische Bauchtanzmusik, Klezmer oder griechische Musik regen die Frauen zu Bewegung und Tanz während der Wehenarbeit an. Beiden, Mutter und Kind, sollte die Musik aber schon seit der Schwangerschaft vertraut sein und sie sollte beiden gefallen, denn auch Ungeborene haben bereits ihre Vorlieben für bestimmte Musik.

In der Übergangsphase, wenn die Frau die heftigsten Wehen der gesamten Geburt verarbeiten muß, ist eher beruhigende, melodiöse Musik hilfreich. Barocke Flötenmusik, leichte Klassik, indische Sitarmusik, Meditationsmusik oder Naturklänge strahlen eine entspannende Ruhe aus. Babys mögen oft Barock-Konzerte, indische und indonesische Klänge oder Delphin-Gesänge.

Das Fest der Geburt läßt viel Kreativität in seiner Gestaltung zu, so daß sich auch jedes Familienmitglied einbringen kann: Geschwisterkinder spielen auf der Kinderleier für ihr Baby, und große Brüder oder Schwestern übernehmen gern die Aufgabe als Licht- und Tonmeister. Auch der Auftrag, während der Wehen Wellen um die Mutter herum zu erzeugen, ist für große Geschwister eine begeisternde Möglichkeit, an der Geburt aktiv teilzunehmen. Künstlerisch begabte Familien statten den Raum mit ihren selbst erschaffenen Kunstwerken, Gemälden, Seidenmalereien, Fotos oder Plastiken aus. Die Werkstücke schaffen eine individuelle Atmosphäre, in der jeder an die schöpferische Kraft einer Geburt erinnert wird.

In einer liebevoll gestalteten Umgebung kommen die Neugeborenen oft mit erstaunlicher Leichtigkeit „herausgeschwommen", wie eine vierjährige große Schwester es nannte. Sie schauen sich interessiert um und erkennen wieder, was sie vorher nur über das Ohr wahrgenommen haben. Jeder Gegenstand, jedes Lebewesen hat eine eigene Schwingung, die von Kindern bis ins Schulalter hinein noch wahrgenommen wird. Deshalb ist auch die Gestaltung des Geburtsraumes eine wichtige Informationsquelle für den neuen Erdenbürger. Das Neugeborene erfährt von Anfang an die Liebe seiner Familie und kann sich in ihr geborgen fühlen.

Die Vorbereitung auf die Wassergeburt

Wenn die Eltern sich für eine Wassergeburt entschieden haben, planen sie gemeinsam mit einer Hebamme, wie sie diese nach ihren persönlichen Bedürfnissen und Vorstellungen gestalten wollen. Ausstattung, Ablauf der Geburt und die Aufgabe jeder einzelnen anwesenden Person, ob Partner, Geschwister, Großeltern oder Freunde, sollten geklärt werden. Die wichtigsten Überlegungen aber gelten natürlich der Mutter und dem Ungeborenen: Beide müssen für die Geburt bestens vorbereitet sein.

Die Vorbereitung zur Wassergeburt findet ebenfalls zum Großteil im Wasser statt. Neben der besonderen Heilkraft des Wassers werden auch die Selbstheilungskräfte der Frau und des Kindes mobilisiert und genutzt. Das wichtigste bei der Geburtsvorbereitung ist zunächst die Vertrauensbildung zum Element Wasser. Entspannungsübungen und Körperarbeit machen es als besonders sensiblen Energieträger erfahrbar. Die Energie und die Möglichkeiten des eigenen Körpers werden spürbar und können in neue Bahnen gelenkt werden: Beschwerden wie vorzeitige Wehen, Rückenprobleme oder Atemschwierigkeiten können so durch die Frau selbst positiv beeinflußt werden. Die Wissenschaft entdeckt zur Zeit immer mehr Verknüpfungen zwischen verschiedenen Körpersystemen und neue Botenstoffe, die als Vermittler zwischen Gehirn und Immunsystem, Geist und Körper, Leib und Seele fungieren. Aufgrund der aufsehenerregenden Erkenntnisse der neuen Forschungsrichtung, der Psychoneuroimmunologie, ist es durchaus vorstellbar, daß auf diesem Wege auch Informationen über die Bewegungsabläufe der Mutter an das Ungeborene weitergegeben werden: Es schwimmt sozusagen mit.

Schwimmen

Der russische Wissenschaftler Tscharkowskij empfiehlt den Frauen, die das Parent's Culture Centre „Aqua" in Moskau besuchen, während der Schwangerschaft regelmäßig zu schwimmen[1], denn dabei kann die Frau zum Beispiel besonders gut den Wechsel von Spannung und Entspannung der Beckenbodenmuskulatur erlernen. Normalerweise wird der Körper durch eine natürliche Anspannung der Muskulatur (Muskeltonus) aufrecht und in Bewegung gehalten. Durch den Auftrieb, den der Körper im Wasser erfährt und der ihn trägt, können die Muskeln viel leichter auch diese Spannung aufgeben. Insbesondere Schwimmbewegungen lockern die gesamte Muskulatur des Körpers. Im Wasser ist der Körper besser in der Lage, zwischen Anspannung und Entspannung abzuwechseln. Deshalb fühlen sich auch die meisten Menschen, kranke wie gesunde, im Wasser beweglicher als am Land.

In der Schwangerschaft müssen die sich ständig verändernden Körpermaße der Frau immer wieder neu an ihr Raumgefühl angepaßt werden, was durch Bewegungen im Wasser sehr gefördert wird: Schwimmen entlastet die Wirbelsäule, lockert die Bewegungsmuskulatur, steigert die Durchblutung und trainiert Herz und Kreislauf. Brustschwimmen darf die schwangere Frau ab der Frühschwangerschaft bis zur Geburt ihres Kindes. Allerdings sollte sie auf Sauberkeit des Wassers achten, um vaginale Infektionen, zum Beispiel durch Clamydien oder den Hefepilz Candida, zu vermeiden.

Brustschwimmen eignet sich deshalb besonders gut als regelmäßiges Körpertraining,

weil – regelgerecht ausgeführt – die Atmung einen individuellen Rhythmus erhält: Luftholen, Arm- und Beinzug mit untergetauchtem Kopf, Luftholen wechseln ab. Insbesondere beim „statischen Schwimmen", bei dem man das Becken mit so wenigen Schwimmstößen wie möglich (ideal sind zwei) durchquert, wird die Atmung tiefer und unterliegt einer starken Kontrolle. Indem man bei der Streckbewegung des Körpers unter Wasser einen kontinuierlichen Luftstrom ausstößt, verlängert man das Ausatmen. Danach wird bei gleichzeitigem Arm- und Beinkreis wieder neue Luft durch den Mund eingesogen. Das Üben eines bewußten und verlangsamten Ausatmens in der gestreckten Bauchlage ist für die spätere Wehenveratmung eine wichtige Hilfe: Sie unterstützt die Fortbewegung durchs Wasser ebenso wie später die Höhepunkte der Geburtswehen. Auch das Rückenkraulen ist eine beliebte Schwimmart in der Schwangerschaft, bei der allerdings die Atmung weniger trainiert, dafür aber der Rücken entlastet wird.

Es gibt immer wieder Frauen, denen es außerhalb vom Wasser nicht gelingt, eine bewußte Zwerchfellbewegung beim Atmen zu erzielen. Im Wasser gelingt ihnen dies ohne

Mühe, denn die Schwimmbewegungen bewirken die Zwerchfellatmung automatisch. Arme und Beine müssen beim langsamen Brustschwimmen kräftig ausholen, und die Schwimmerin muß den Wasserwiderstand durch eine gespannte Rücken- und Beckenmuskulatur überwinden. Das wirkt dem für die Schwangerschaft so typischen Hohlkreuz entgegen und entlastet den oft schmerzenden Rücken. Das Baby genießt dabei nicht nur die reichliche Sauerstoffzufuhr, sondern auch die Bewegungsfreiheit unter der entspannten Bauchmuskulatur seiner Mutter. Schwimmen ist also für beide, Mutter und Kind, eine gute Geburtsvorbereitung, weil es Atmung und Muskulatur in eine Harmonie bringt.

Auch das Tauchen kann für die Vorbereitung auf eine Wassergeburt sehr nützlich sein, denn jeder Tauchgang trainiert die Anpassung an neue Druckverhältnisse, eine volumensteigernde Atemtechnik und einen kontrollierten Energieverbrauch der Muskulatur. Der Wärmehaushalt wird anpassungsfähiger und das Wasser bringt für die Haut Entspannung und Regeneration. Solange die Tauchregeln beachtet und eine Tauchtiefe von 20 Metern nicht überschritten werden, ist Tauchen ein gesunder Sport für Schwangere. Tauchanzüge „mit Bauch" gibt es bislang allerdings nur in der Herrenkollektion.

Für Frauen, die bereits vor der Schwangerschaft ihr Herz-Kreislaufsystem durch kalte Güsse nach Kneipp, Bäder in gefrorenen Flüssen oder regelmäßige Saunagänge mit Abkühlung im kalten Tauchbecken gestärkt haben, ist es empfehlenswert, diese Anwendungen auch während der Schwangerschaft fortzusetzen. Alle Wechselbäder regen besonders die Durchblutung im Bauchraum an. Trotz Verlagerung und Druck auf die Gefäße bleibt die Zirkulation stabil und die Saug-Pump-Arbeit des Herzens vermindert sich auf die Hälfte. Die Ausscheidung von überschüssigem Wasser (Ödeme) und anderen Stoffen wird beschleunigt („Entschlackung"), die Nieren werden besser durchblutet und passen ihre Leistungsfähigkeit besser an die Erfordernisse einer Schwangerschaft an. Die thermischen Reize wirken auf das Zentralnervensystem, so daß sich beispielsweise die Schlafqualität nachweislich verbessert. Die Temperaturwechsel von Sauna und kalten Güssen wirken sich durch die Anregung des mütterlichen Kreislaufs auch stärkend auf Herz und Nieren des Ungeborenen aus, was es später bei der Geburt und danach gut gebrauchen kann.

Wassergymnastik

Die Wassergymnastik ist ursprünglich ein Teilbereich der Krankengymnastik. Ihre Erfolge beim Training geschädigter oder schwacher Muskeln macht man sich aber auch in der Geburtsvorbereitung zunutze. Im Auftrieb des Wassers werden Bewegungsabläufe wieder ermöglicht, die unter der Belastung des vollen Körpergewichts „an Land" nicht möglich sind. Dehn- und Streckübungen helfen den Schwangeren, ihre durch das „zivilisierte" Leben vernachlässigten Rücken- und Bauchmuskeln wieder elastisch zu machen. Gelenke und Bänder werden dabei weniger belastet als „auf dem Trockenen".

Gemeinsame Übungen in der Geburtsvorbereitung lassen die werdenden Eltern im Wasser ausprobieren, wie sie zusammen eine Wehe verarbeiten können. In Gruppenübungen schwimmen die Frauen beispielsweise unter den gegrätschten Beinen der anderen Teilnehmer hindurch, was gleichzeitig geschickte Körperbeherrschung und kontrolliertes Atmen verlangt. Ganz nebenbei wird so das Atemvolumen größer, die Atmung tiefer und zusätzlich die wortlose Verständigung mit dem Partner geübt. Gymnastik mit Schwimmbrettern, Seilen, Bällen oder Matten fördert beim Gruppentraining zusätzlich die Aufmerksamkeit für den Mitmenschen. Insbesondere beim Formationsschwimmen werden die gegenseitige Wahrnehmung und die Konzentration auf den Partner geschult. Die Wassergymnastik ist eine ausgesprochen kommunikative und sehr lebhafte Form der Geburtsvorbereitung, die den meisten Teilnehmerinnen auch noch viel Spaß macht.

Atmen und Wasser

Wasser ist ein ideales Element, um sich seiner Atmung bewußt zu werden. Ein bewußt geführter Atem ist eine Grundvoraussetzung für emotionale Ausgeglichenheit. In der Meditation zum Beispiel verhilft uns das bewußte Atmen sogar zu neuen Lebenserfahrungen. Die Rebirthing-Therapeuten Orr und Halbig empfehlen, während der Schwangerschaft Atemübungen in der Badewanne zu machen, die den Stoffwechsel rhythmisieren und helfen, Kindheitstraumata zu verarbeiten. Die rhythmische Atmung fördert die „Entsorgung von Altlasten" psychischer und physischer Erfahrungen, die sich in verkrampften

Atemmustern manifestiert haben. Darüber hinaus wird die Sauerstoffversorgung des mütterlichen Körpers verbessert und der Mutter ein intensiveres Gefühl für die augenblickliche Situation ihres ungeborenen Babys gegeben[2].

Entspannungsübungen im Wasser sind für alle werdenden Mütter, ob sie nun geübte Schwimmerinnen oder nur „Badewannenkapitäne" sind, äußerst wichtig und dabei leicht erlernbar. Die üblichen Entspannungsübungen, die man täglich zu Hause ausführen sollte, können gut durch Übungen im Wasser noch ergänzt werden. Insbesondere Yoga, das im Wasser oft leichter zu erlernen ist, bietet sich dafür an. Um zum Beispiel den sogenannten Lotossitz zu trainieren, sucht man sich eine Treppenstufe im Schwimmbecken und setzt sich zunächst bis zum Bauchnabel, später bis zur Brust ins Wasser. Die Beine werden dabei im Schneidersitz verschränkt und auf einer tieferen Treppenstufe abgestützt. Gelingt das leicht, rutscht man im Sitz eine Stufe tiefer, bis der Wasserauftrieb den Körper zu tragen beginnt. Die letzte Phase wird dann zum Lotossitz in Rückenlage. Während man ruhig und gleichmäßig ein- und ausatmet, kommt man zur vollkommenen Entspannung. Der Partner sollte die Frau dabei vor Störungen durch andere Schwimmer schützen.

Sehr hilfreich zur Entspannung ist auch das Watsu, das Wasser-Shiatsu (Meridianmassage)[3]. Einige Hebammen, Krankengymnastinnen und AKA-Praktizierende (Wassertherapeuten) wie Aquabalancer oder Aqua-Bodyworker bieten hierzu bereits Einzelbehandlungen im Wasser an[4]. Das Watsu basiert auf der Vertrauensbildung zum Wasser, zum Partner und zum eigenen Körper. Die Schwangere steht im Wasser, schließt die Augen und wird vom Partner auf den Armen getragen und tänzerisch bewegt. Spiralen-, Halbmond-, Pendel- und Wellenbewegungen lockern Gelenke und Muskeln. Durch harmonisch-fließende Bewegungen werden alte versteifte Halte- und Bewegungsmuster aufgelöst und das Wiegen vertieft den Atemrhythmus. Mit Dehnung und Streckung des Körpers wie bei einer Zieharmonika wird das Atmen noch intensiviert. Große körperliche Nähe zwischen den Partnern entsteht, wenn er auf der Treppe des Schwimmbeckens sitzend den Körper der Schwangeren wie Schilfgras im Winde hin und her wiegen läßt. Auch das Baby spürt die Entspannung und Ausdehnung seines Raumes und schwingt mit den Bewegungen von Bekken und Wirbelsäule mit.

Auch das „Wassertanzen", das Wata[5], vermittelt die Leichtigkeit und Anmut, die eine Frau mit zunehmender Unbeweglichkeit in der Schwangerschaft an sich vermißt. Vor allem aber nimmt die werdende Mutter sich selbst und ihren Partner intensiver und gefühlsbetonter wahr. Sie lernt unter Wasser, ihren Körper im nahezu schwerelosen dreidimensionalen Raum zu bewegen. Der Körper wird gedreht, gestreckt, gedehnt und gebeugt und in einer andauernden wellenförmigen Bewegung gehalten. Die Über- und Unterwassersequenzen wechseln sich rhythmisch ab und ermöglichen die Wahrnehmung des eigenen Atemrhythmus. Es entsteht ein Gespür für das Strömen und Pulsieren des Körpers. Lebensfreude und ein gutes Körpergefühl, die wichtigsten Voraussetzungen für eine sichere Geburt, können sich beim Wassertanzen entwickeln.

Tauchen

Das Tauchen erfüllt mehrere Anforderungen einer guten Geburtsvorbereitung: Es trainiert die Atmung, indem die Taucherin lernt, mit einer bestimmten Luftmenge für eine bestimmte Zeit auszukommen. Sie erfährt ihre Grenzen und lernt dabei, ihre eigenen Ängste zu erkennen und zu kontrollieren. Für die Geburt sind beide Erfahrungen notwendig, um während einer Wehe den Atemstrom leichter steuern und aufkeimende Angstgefühle veratmen zu können. Die Einwirkung des Wasserdrucks in Abhängigkeit von der Tauchtiefe stärkt Kreislauf und Muskulatur. Tauchen während der Wehenarbeit bei einer Geburt soll die Schmerzempfindung mit zunehmender Tiefe sogar mindern, wie Frauen berichteten, die ihr Kind in größeren Wasserbecken oder im offenen Meer geboren haben. Die Frauen, die während der Schwangerschaft am regelmäßigem Tauchtraining teilgenommen hatten, fühlten sich bei der Geburt unter Wasser sehr entspannt.

Schwingung und Wasser

Wasser ist ein hervorragender Leiter für Schwingungen: Schallwellen zum Beispiel werden durch alle Weltmeere rundherum um den ganzen Erdball geleitet. Delphine und Wale haben ein empfindliches Echolot-System entwickelt, mit dessen Hilfe sie Bewegungen unter Wasser „hören" können. Delphine gehören zu den intelligentesten Tieren der Welt. Begegnet ihnen der Mensch im Wasser, kann er mit ihnen kommunizieren: Sie hören unsere Sprache und Musik und antworten darauf mit singenden, pfeifenden und schnarrenden Tönen. Mit technischen Reproduktionen wie Tonbandaufnahmen und CD-Einspielungen kann man sie allerdings nicht sonderlich beeindrucken, die Tiere spielen nur bei spontanen Improvisationen mit. Bereits seit etwa fünfzehn Jahren untersuchen Wissenschaftler verschiedener Fachrichtungen die sogenannte Interspezies-Kommunikation, den Informationsaustausch zwischen verschiedenen Tierarten im Meer[6].

Auch der Mensch lebt vor seiner Geburt in einem flüssigen Medium. Wie der Delphin nimmt das Ungeborene die Schwingungen des Mutterleibes über Haut und Knochen wahr. Es bewegt sich in der Fruchtblase aktiv zur Hinterwand der Gebärmutter, um dort die Schwingungen des mütterlichen Kreuzbeines zu empfangen. Die Knochenverbindungen des mütterlichen Skeletts werden im Laufe der Schwangerschaft immer beweglicher, bis sie feinste Schwingungen übertragen können.

Später, etwa in der 34. Schwangerschaftswoche, intensiviert das Kind den Kontakt zur Umwelt noch: Es dreht seinen Kopf in den mütterlichen Beckenring hinein und hat nun durch die unmittelbare Berührung direkten Kontakt zu den Schwingungen der Außenwelt seines „Kosmos Mutterleib"[7]. Je besser die Schwangere mit der Welt mitschwingt, desto mehr erfährt das Kind über seinen zukünftigen Lebensraum. Schwingungen im Wasser sind auch für den Menschen die „Wellen des Lebens".

Die Ähnlichkeit der Wahrnehmung von ungeborenen Babys mit der von Delphinen zeigt sich im Muster von Hirnstromkurven (EEG). Die Wellen der Hirnaktivitäten eines Ungeborenen im letzten Schwangerschaftsmonat sehen dem EEG eines Delphingehirns sehr ähnlich. Denken und fühlen ungeborene Babys also ähnlich wie Delphine? Eine Verständigung zumindest scheint möglich zu sein, denn Kinder sind bis ins Kleinkindalter hinein in der Lage, mit Delphinen zu kommunizieren. Spezielle Therapieprogramme für behinderte Kinder in den USA, in Israel, Australien und Neuseeland machen sich diese Fähigkeit zunutze. Im australischen Bunberry zum Beispiel kommen Delphine ans Ufer und fordern

die behinderten Kinder eines ansässigen thera-
peutischen Projektes geradezu auf, ihre
Rücken zu streicheln[8]. Ohne Zögern tun die
Kinder das auch und während des Planschens
im Wasser können sie plötzlich Bewegungen
ausführen, die ihnen vorher nicht gelungen
sind. Ein Film zeigt ihre völlige Unbefangen-
heit im Umgang mit den großen Tieren. Dr.
Truby und Betsy Smith aus den USA, beob-
achteten bei der World-Dolphin-Foundation in
Florida behinderte Kinder, wie sie mit freile-
benden Delphinen umgehen. Das autistische
Kind David sprach plötzlich mit einem besonders aggressiven jugendlichen Delphin, um
ihn zu besänftigen, und es gelang ihm, einen
freundlichen, geduldigen und aufmerksamen
Delphin aus ihm zu machen.

In der selben Weise wie Delphine und Wale
reagieren auch ungeborene Kinder auf
Schwingungen im Wasser. Denis Brousse in
Lyon setzt bei seiner Wassertherapie mit behinderten Kindern Obertonmusik ein, seit er
festgestellt hat, daß die Körperübungen für
die Kinder mit gleichzeitigen akustischen
Eindrücken erleichtert wurden.

Beim sogenannten Leboyer-Singen oder
Oberton-Singen erzeugt die Mutter Schwingungen mit dem Kehlkopf. Die Töne werden
von der Wirbelsäule wie bei einem Saitenin-
strument weitergeleitet. Das Becken verstärkt
die Resonanz der Töne wie ein Klangkörper,
so daß sie für das Ungeborene spürbar werden[7]. Manchmal gibt es bei der Weiterleitung
allerdings „stumme Punkte": Knochen oder
innere Organe schwingen dann nicht mit, weil
sie durch Verspannungen unbeweglich geworden sind. Erkrankungen wie Asthma, Skelett-
veränderungen, Leber- oder Nierenprobleme
zeigen sich an solchen „stummen Punkten".
Mit Schwingungen von außen können sie aber
wieder zum Klingen gebracht werden. Bei der
Phonopunktur[9], einer Heilmethode, die mit
Schwingungen arbeitet, wird mit Hilfe von
Stimmgabeln die Resonanz stummer Punkte
wiederhergestellt. Die Schwangere spürt dabei das Mitschwingen ihrer Knochen als Krib-
beln oder Summen im Becken, worauf das
Ungeborene wiederum mit Bewegungen reagiert. Ist die Leitung nicht mehr unterbrochen,
werden auch die von der Frau selbst erzeugten
Schwingungen wieder ungehindert weitergeleitet und der Kontakt des Kindes zur Außenwelt ist wiederhergestellt.

Kinder, die den Kontakt zur Außenwelt
schon vor der Geburt abgebrochen haben und
keine Reaktionen mehr zeigen, können durch

Musizieren, Singen oder die Phonopunktur[9] dazu ermuntert werden, wieder auf Ihre Umwelt anzusprechen. Nicht selten haben sie sich in eine Steißlage zurückgezogen und ihren Kopf im weichen, dunklen Grund der Gebärmutter verborgen, wo er durch dicke Muskelschichten und Plazentagewebe vor Geräuschen geschützt ist. Mit Schwingungen auf den Beckenknochen, harmonisierenden Obertönen, Planetentönen oder Delphingesängen können Kinder in der Steißlage dazu gebracht werden, sich in die Schädellage zurückzudrehen. Das Licht einer Taschenlampe, die auf den Bauch der Mutter gesetzt wird, beleuchtet den Weg, den der kindliche Kopf nehmen soll. Augen und Ohren werden damit gleichzeitig angeregt, den Kontakt zur Umwelt wieder aufzunehmen. Die Schwingungen locken es vom Fundus der Gebärmutter zurück in die Richtung zum Becken. Die Umwelteindrücke sollen es wieder empfänglich machen für die „Wellen des Lebens".

Jedes Lebewesen hat seine individuelle Schwingung, sogar reine Materie und Gestirne. Der Mensch nimmt sie bewußt oder unbewußt als Klangfarbe, als eine Fülle von Tönen wahr. So wie die mütterliche Stimme einen unverwechselbaren Klang für das Kind hat, so erzeugt jedes Wesen eine individuelle Reihe von Obertönen. „Die Welt ist Klang", faßte der Musikfachmann Joachim Ernst Behrendt zusammen[10]. Das Singen in der Schwangerschaft (Leboyer-Singen)[11] stimmt das Kind auf die Welt, die es erwartet, ein. Die Geburt im Wasser kommt der Klangwelt des Mutterleibes am nächsten und läßt das Neugeborene die Schwingungen wiedererkennen. Singen, Wehensingen nach Leboyer und Obertongesang sind deshalb wichtige Bestandteile der Vorbereitung einer Wassergeburt.

Nicht alle Schwingungen sind für unser menschliches Ohr hörbar, einige nehmen wir mit den Augen wahr. Auch Licht und Farbe können therapeutisch genutzt werden[12]. Bei der Geburt wirkt beispielsweise die Farbe Blau, die Farbe des Himmels, lindernd auf den Wehenschmerz. Ein Planschbecken mit blauem Grund läßt das Wasser heilsames Licht verbreiten. Die Farbe Blau und das Wasser gehören deshalb zusammen, weil sie in ihren Eigenschaften des Entspannens und Vertrauens miteinander harmonisieren. Sie lassen die Geburt zur „Blauen Stunde" werden: Nach einem alten Brauch der Färberzunft war es üblich, Neugeborene in blaue Tücher zu wickeln, um sie vor bösen Geistern zu schützen. Die Geburtsvorbereitung zur Wassergeburt soll diese Stimmung für Mutter und Kind erfahrbar machen.

Phantasie-Reisen und Progressive Muskelrelaxation

Natürlich dienen auch die Entspannungsübungen, die in konventionellen Geburtsvorbereitungskursen angeboten werden, der Vorbereitung einer Wassergeburt. Mit Phantasie-Reisen und Visualisationen lernen vor allem Erstgebärende, welche neuen Empfindungen eine Geburt auszulösen vermag. Ozeangeräusche, Delphinklänge und meditative Gesänge versetzen die Frauen in eine Umgebung, die auf sie angenehm und beruhigend wirkt. Zum Beispiel kann die Geräuschkulisse einer echten Delphingeburt auf die eigene einstimmen: Die Schwangere hört, wie Delphine bei der Geburt ihresgleichen mit einem Schutzwall spezieller Signale einhüllen, und auch die ungeborenen Kinder nehmen diese Geräusche wahr. Sind die Frauen später während der Geburt im Wasser und veratmen die Geburtswehen bei Delphinmusik, können sie viel leichter auf Entspannung und tiefe Atmung umstellen. Immer wieder stellte sich heraus, daß noch viele Babys nach der Geburt in beängstigenden Situationen durch Delphingesänge beruhigt werden können, wenn sie diese in der Schwangerschaft schon kennengelernt haben.

Die Kombination von Progressiver Muskelrelaxation (kurz PM, entstanden aus dem Autogenen Training) und der Visualisierung von warmem Wasser kann sich die Schwangere die Annehmlichkeiten einer Wassergeburt erschließen. Da insbesondere die Frauen Wasser im Alltag auch gerne als Heilmittel einsetzen, sind viele schon vertraut mit seiner entspannenden Wirkung. So haben diese Übungen einen sehr erholsamen Einfluß auf die Frauen, wenn sie nach den Anstrengungen des Tages zum Kurs kommen. Auch Frauen mit mehreren Kindern gönnen sich gerne diese ruhige Stunde, um mit Progressiver Muskelrelaxation, einer stufenweisen Entspannungstechnik, neue Kraft für ihre Aufgaben zu schöpfen.

Geburtsvorbereitung im offenen Meer

Welche Bedeutung die Geburtsvorbereitung im Wasser für eine sanfte und schnelle Geburt hat, wird bereits seit 1987 durch ein Team der Akademie der Wissenschaften in Moskau erforscht[13]. Tscharkowskij bietet gerade solchen Frauen, die eine komplizierte Geburt erwarten, die Möglichkeit an, ihre Entspannungsübungen im Schwarzen Meer zu machen. Insgesamt sechsmal (höchstens einmal am Tag) schwimmen sie hinaus und entspannen sich im offenen Meer. Wie gerufen, stellen sich oft Delphine ein, schwimmen um die Frauen herum und geben für uns leider unverständliche Signale. Nach einer Weile werden sie still und schubsen die Frau mit ihrer Nase zum Ufer zurück. Wenn die Schwangere den „Ratschlag" annimmt und ans Ufer zurückschwimmt, drehen die Tiere ab, die „Sitzung" scheint dann beendet zu sein. Die meisten Frauen berichteten nach solchen Erfahrungen, daß sie ganz ruhig und entspannt gewesen seien und viel Selbstvertrauen in ihren Körper gefunden hätten. Etwa nach dem sechsten Treffen mit den Delphinen hatte keine Frau mehr Angst vor der Geburt, im Gegenteil: Sie freuten sich alle darauf und die meisten erlebten später eine normale und schnelle Geburt[13]. Vor allem im Wasser läßt sich also das für einen guten Geburtsverlauf notwendige Selbstvertrauen besonders leicht wieder herstellen. Welche Rolle die Delphine dabei spielen, interessiert vor allem die Delphinforscher[8] und Wassertherapeuten wie am Dolphin Research Center in den USA.

Geburtsvorbereitung auch fürs Baby

Das Baby sollte genauso wie die Mutter auf die Anforderungen einer Geburt vorbereitet sein, denn die Wehentätigkeit kann bei ihm durchaus Ängste auslösen. Wenn zum Beispiel die Fruchtblase zu früh platzt, kann die Hebamme manchmal fühlen, wie das Baby eine verspannte Haltung einnimmt. Seine Schultern scheinen hochgezogen und sein Kopf ist in dieser gebeugten Haltung nicht zu ertasten. Durch den fehlenden Kontakt zwischen Gebärmutterhals und kindlichem Hinterhaupt lassen die Wehen oft nach. Erst wenn das Kind wieder ruhig und entspannt ist, sein Hinterkopf wieder auf den Muttermund drückt, geht auch die Geburt wieder voran. Kennt das Kind nun aus der Schwangerschaft schon Klänge, die ihm Sicherheit vermitteln, können diese ihm helfen, zur Entspannung zurückzufinden. Nach einiger Zeit ist es meistens wieder bereit, mitzuarbeiten und prompt setzen dann auch die Wehen wieder ein.

Es gibt viele Möglichkeiten, einem Ungeborenen die Welt, die es erwartet, bekannt zu machen: Durch das Vorspielen von Vogelstimmen, menschlichem Gesang, rein instrumentalen Tönen oder einfach natürlichen Geräuschen wie Meeresrauschen oder leise säuselndem Wind kann die zukünftige Umwelt dem Kinder schon früh nahe gebracht werden. Die Frequenzen der Tonfolgen, die es während der Schwangerschaft bereits „gelernt" hat, manifestieren sich im kindlichen Gehirn so stark, daß sie in der Zukunft jederzeit wiedererkannt werden und so auch später noch zur Entspannung beitragen können.

1 Interview mit Igor Tscharkowskij in einem TV-Bericht, Neuseeland 1989
2 Leonard Orr: Bewußtes Atmen, München 1987
3 Harold Dull: Video WATSU, Institut für aquatische Körperarbeit, Freiburg 1983
4 Video „Wasser-Shiatsu, Wassertanzen", Institut für aquatische Körperarbeit, Freiburg 1994
5 Aman und Arjana Schröter: Video „Wassertanzen", 1991
6 Christa Leila Dregger: Der Delphin-Dialog, Esotera Nr. 4, 1994
7 Alfred Tomatis: Klangwelt Mutterleib, München 1994
8 Ralf Breier, Jörg Reiter, Greenpeace: Delphingeschichten, Köln 1992
9 Hans Cousto: Die Oktave, Berlin 1991
   Michael Vetter: Offene Geheimnisse (CD), Frankfurt 1991
10 Joachim Ernst Behrendt: Das dritte Ohr, Hamburg 1985
11 Frederic Leboyer: Video Geburt mit Leboyer 3, Wellen des Lebens, München 1987
12 Waltraud-Maria Hulke: Das Farben Energie Buch, Aitrang 1992
13 Henry Gris: Dolphin Midwives, Simply Living No 2, 1987

Das Wassertraining nach der Geburt

Die frühkindliche Prägephase im Wasser

Mutter und Kind haben gleichermaßen das Bedürfnis, sich aneinander zu binden, damit das unerfahrene Neugeborene lernt, sich in seiner neuen Umgebung zurechtzufinden. Ein neugeborener Mensch lernt schon vor der Geburt die Stimmen seiner Eltern und Geschwister kennen. Gleich nach der Geburt macht jedes Neugeborene seine Augen auf, um den wichtigsten Blick seines Lebens zu wagen, um die Augen der Mutter zu suchen, zwei Kreise mit dunklem Punkt in der Mitte. Dann macht es sich meist auf den Weg zur mütterlichen Brust, deren Brustwarzen ebenfalls einen Kreis mit einem dunklen Punkt in der Mitte darstellen. Mit Hilfe seines ausgeprägten Geruchs- und Geschmackssinn weiß das Neugeborene sehr genau, wo es Nahrung und Schutz findet. Mit seinem Speichel markiert es die Brustwarzen und erkennt sie in Zukunft jederzeit wieder. Der gefährliche Moment

nach der Geburt, in dem ein Neugeborenes verlassen werden könnte, ist also gleich durch mehrere Identifizierungsmechanismen abgesichert.

Der enge körperliche Kontakt mit der Mutter innerhalb der ersten zwölf Stunden gewährleistet außerdem die Stabilisierung der Grundfunktionen des kindlichen Körpers: Die mütterliche Atemfrequenz gibt einen stabilen Rhythmus vor, an dem sich das Kind mit dem eigenen Atmen orientieren kann. Der niedrige Sauerstoffgehalt der von der Mutter ausgeatmeten Luft provoziert das Kind zusätzlich, neu einzuatmen[1]. Durch die Körperwärme der Mutter muß der kindliche Körper darüber hinaus weniger „heizen", verbraucht also sehr viel weniger Energie und kann so seine ohnehin noch beschränkten Energiereserven schonen.

Leider ist das Wissen um diese sensiblen Prägemomente im Leben eines Menschenkindes nicht Gegenstand der geburtshilflichen Ausbildung von Ärzten, Hebammen oder Kinderpflegepersonal. Dementsprechend finden in unseren Kliniken viele unbedachte Störungen und Irritationen des Neugeborenen während der frühen Prägephase in den ersten Stunden nach der Geburt statt. Geburtsstreß, grelles Licht, das Klappern von Metallinstrumenten irritieren das Kind, so daß es vielleicht seine Augen nicht öffnet und damit die Fixierung der mütterlichen Augen gestört ist. Ein Neugeborenes, das statt der mütterlichen Brust Desinfektionsmittel riechen muß, findet seine Nahrungsquelle nur schwer. Und ein Kind, das sich nicht aktiv zu seiner Mutter hinbewegen kann, ist verunsichert über seine eigenen Fähigkeiten. Es kann nichts von dem Umfeld wiedererkennen, in dem es vor der Geburt bei der Familie bereits gelebt hat und von nun an leben soll.

Eine Hausgeburt im Wasser vermeidet diese körperlichen und seelischen Streßfaktoren, die in der frühen und sehr sensiblen Prägephase verursacht werden können. Für die Eltern ist diese Zeit des Vertrautwerdens mit ihrem Kind in der schützenden, wärmenden Hülle des Wassers die schönste Belohnung der Geburtsanstrengungen. Durch die Sanftheit der Geburt ist das Kind in einem so guten Allgemeinzustand, daß es sich schnell orientieren kann. Die meisten Wasserbabys schauen sich noch unter Wasser in der Umgebung um, die sie ja bisher nur gehört haben. Vater und Geschwister, Tanten oder Großeltern, wer auch immer die Geburt begleitet hat,

dürfen das Baby jetzt anfassen und sich mit ihm bekannt machen.

Die frühe Prägephase dauert insgesamt etwa fünf Tage. Ab diesem Zeitpunkt beginnt auch der engere Kontakt mit dem Vater, denn das Kind verfügt erst dann über ein ungedämpftes Gehör. Das Mittelohr des Neugeborenen ist in den ersten Tagen nach der Geburt noch mit einer Flüssigkeit angefüllt, so daß es alle Geräusche durch einen Wasserfilter wahrnimmt. Der Unterschied zwischen Geräuschen über oder unter Wasser ist für das Kind nicht sehr groß[2]. Allerdings sind dadurch für das Baby tiefe Töne, wie die Stimme des Vaters, meist nur schwer zu hören. Das empfindliche Hörorgan bleibt so geschützt vor den ungewohnt hohen Lautstärken außerhalb des mütterlichen Bauches. Etwa am fünften Tag, wenn es sich an seine neue Umgebung gewöhnt hat, weicht auch die Flüssigkeit aus dem kindlichen Mittelohr. Die väterliche Stimme erreicht das Kind nun ungefiltert. Beim gemeinsamen Baden ist dieser Moment ein intensives Erlebnis für beide, Vater und Kind.

Ein ungestörter Verlauf der frühen Prägephase kann dem Kind ein Selbstbewußtsein geben, das die Grundlage für ein ausgeglichenes Leben ist.

Das Wassertraining

Das Wassertraining für Neugeborene ist die Fortführung und Weiterentwicklung ihrer vorgeburtlich erworbenen Bewegungsfähigkeiten. Den Kindern soll hier nicht irgendein Schwimmstil oder überhaupt das Schwimmen beigebracht werden: Wassertraining ist nicht gleich Babyschwimmen. Wassertraining hat vor allem das Ziel, die körperliche und geistige Entwicklung des Babys zu fördern. Die Grundlagen dafür sind Lebenskraft und Lernbereitschaft des Kindes, die gleich nach der Geburt durch das Wassertraining unterstützt werden.

Das Wassertraining beginnt mit der Geburt und endet etwa mit dem Laufalter des Kindes. Dann kann sich ein Babyschwimmkurs anschließen, in dem es Kraulen, Rückenkraulen und Zieltauchen lernt. Von den individuellen Eigenschaften eines Neugeborenen hängt es ab, wie intensiv das Wassertraining betrieben wird, denn auch unter den Wasserbabys gibt es begeisterte oder weniger begeisterte Schwimmer, Kinder, die mit einer überragenden Lungenkapazität geboren wurden, andere mit einer besonders ausgeprägten Muskulatur oder solche, die das Schweben im Wasser besonders lieben.

Aus der vorgeburtlichen Phase bringt das Neugeborene Kompetenzen mit, die ihm eine aktive Einflußnahme auf die Geburt ermöglichen. Mit seinen Beinen kann es sich bereits kräftig von der Gebärmutterwand abstoßen; mit seinen rudernden Armen kann es die schraubenartige Durchtrittsbewegung aus dem Geburtskanal heraus unterstützen. Legt man das Neugeborene nach der Geburt auf den unteren Teil des mütterlichen Bauches, dann wird es gleich zur Milchquelle wollen und anfangen, nach oben zu robben. Die notwendigen Seitwärtsbewegungen, die an das Schwimmen eines Fischs erinnern, hat es schon im Fruchtwasser[3] des Mutterleibes gelernt. Im Wasser kann es sich also noch genauso bewegen wie früher in der Fruchtblase. Wird dem Neugeborenen die Gelegenheit gegeben, gleich nach der Geburt wieder zu schwimmen und zu tauchen, kann es unmittelbar an bereits bekannte Bewegungsabläufe anknüpfen. Die ersten Erfolgserlebnisse unterstützen seinen Lebenswillen sichtbar: Trotz der Anstrengungen nach einer Geburt machen sie einen entspannten und zufriedenen Eindruck, manche Kinder lächeln sogar. Ein im Wasser geübtes Baby wird dann schnell lernen, sich auch „an Land" fortzubewegen.

Kurze Zeit nach der Geburt wird jedes Neugeborene zuerst einmal seine gedrückten Muskeln und Knochen wieder lockern, es dreht seinen Kopf und versucht vielleicht einen Schluck Wasser. Fühlt es sich wieder geschmeidig und beweglich genug, dann wird es auch tauchen und mit den Füßen paddeln. Dabei lernt es, seine Atmung jeweils an das Element der Umgebung anzupassen, wenn es über oder unter Wasser ist. Es lernt, sich aktiv an die Oberfläche des Wassers zu bewegen, wenn es Luft braucht. Manche Kinder werden beim anschließenden Wassertraining solche Meister in der Koordination ihres Atems, daß sie sogar im Wasser schlafen und dabei von Zeit zu Zeit den Kopf auf die Seite drehen, um zu atmen[4]. Schon nach etwa 15 „Trainingseinheiten" werden die meisten zu geschickten Tauchern: Sie können Wasser aus Mund und Nase herausdrücken und durch langsames Ausatmen unter Wasser die Tauchdauer verlängern sowie den natürlichen Auftrieb geschickt nutzen.

Ein Kind, das im Wasser geboren wurde und seinen Atemrhythmus üben konnte, ist darüber hinaus besser geschützt vor den Gefahren der Atemwegserkrankungen wie Asthma oder Bronchitis. Wasserbabys scheinen auch gegen Temperaturunterschiede, Kälte und, Hitze gleichermaßen viel unempfindlicher zu sein, denn ganz nebenbei werden beim Wassertraining Herz und Kreislauf gestärkt[5]. Darüber hinaus sind sie außerdem offenbar kaum vom plötzlichen Kindstod oder SIDS (engl.: sudden infant death syndrom) betroffen[6], der in den westlichen Industrieländern immer häufiger vorkommt, in Asien dagegen völlig unbekannt ist.

Voraussetzungen für das Wassertraining im Schwimmbad

Jedes Neugeborene bringt als Persönlichkeit schon bestimmte Eigenschaften und Bedürfnisse mit auf die Welt, an denen sich die Gestaltung des Wassertrainings orientieren muß. Die Bewegungsgewohnheiten während der Schwangerschaft sind ebenso bestimmend für sein Können, wie die Umstände seiner Geburt: Ein Baby, das nicht als erstes Kind geboren wird, hatte erheblich mehr Platz in der Gebärmutter zur Verfügung als ein Erstgeborenes. Einem Frühgeborenen fehlen vielleicht einige Entwicklungsschritte, während ein Spätgeborenes eine Art Entwicklungsstillstand erlebt hat. Aber auch ein pünktlich geborenes Kind muß sich wieder an seine Bewegungen im Mutterleib erinnern. Die Eltern müssen also erkennen, was sie ihrem Kind als Förderung seiner Fähigkeiten anbieten sollen und können. Die Hebamme oder Leiterin des Wassertrainings kann sie bei diesen Fragen beraten.

Beim Baden mit einem Frühgeborenen sollte die Wassertemperatur noch längere Zeit über 37 Grad Celsius gehalten werden, weil es schnell auskühlt. Außerdem muß das Baby Hautkontakt mit der Mutter nachholen, denn die Enge und Nähe der letzten Schwangerschaftswochen hat es ja versäumt. Für Frühgeborene ist Ruhe und Entspannung im Wasser besonders wichtig, weil sie oft allzu leicht erregt und ängstlich werden. Sie sollten auch im Wasser gestillt werden. Der geringere Energieverbrauch und die blutdrucksenkende Wirkung des warmen Wassers stabilisieren seine Körperfunktionen, sein Saugreflex wird gestärkt und die Trinkmenge gesteigert. Nach zwei Monaten haben die meisten ihr Gewicht an die Norm der durchschnittlichen Zunahme eines Babys wieder angeglichen[7].

Bei spätgeborenen Babys, die längere Zeit in Enge und Unbeweglichkeit hinter sich haben, kommt es darauf an, neue Reize zu setzen zum Beispiel durch das Kreislauftraining, Tauchen und Bewegungsübungen nach dem Baden. Sie sind meist die eifrigsten Turner und brauchen sozusagen mehr Bewegungsfreiheit als andere Kinder. Mögliche Fehlstellungen von Hüften, Füßen oder Wirbeln können dabei oft ebenso gut korrigiert werden wie psychische Folgen der „überzähligen" Schwangerschaftstage.

Normale Neugeborene schätzen meist alle drei Komponenten des Wassertrainings: Das Tauchtraining zum Steigern ihrer Lungenkapazität, das Kreislauftraining und das Muskeltraining zur Stärkung ihres Körpers. An der Reaktion des Babys ist zu erkennen, welche Vorlieben und Stärken es hat. Seine Körpersprache, die besonders Erstgebärende lange nicht verstehen, wird beim Wassertraining spielerisch und schneller erlernt.

Viele Babys protestieren anfangs gegen die Anstrengung, die man von ihnen verlangt. Doch schon nach dem zweiten Tauchgang fangen sie an, Gefallen an dem Spiel zu finden. Entwickelt ein Kind allerdings Angstgefühle, sollte man das Training sofort abbrechen und solange pausieren, bis die Ursache dafür gefunden und abgestellt ist. Ein angstfreies Baby wird sich nach wenigen Tagen an das Training gewöhnt haben und vielleicht schon beim Anblick des Badebeckens unruhig herumzappeln. Es hat dann schon gut gelernt, mit dem Temperaturunterschied und dem Wasserdruck umzugehen und seine Atmung anzupassen. Aus Anstrengung ist Spaß und Spiel geworden. Nach zwei Wochen haben die meisten Neugeborenen die Voraussetzungen für den ersten Schwimmbadbesuch erworben. Die Eltern verstehen ihr Kind bis dahin so gut, daß auch sie dafür bereit sind, die Sicherheit des Babys im Wasser zu gewährleisten. Trotzdem sollte aber die Aufsicht durch eine erfahrene Fachkraft nie fehlen.

angewendet werden. An erster Stelle steht immer, daß das Baby Spaß bei der Bewegung im Wasser und an Land hat, und es gilt genau abzuwägen, was dem Kind gut tut oder wann man mit einer Übung aufhören sollte. Vorhandene Eigenschaften und Fähigkeiten des Kindes zu erkennen und zu wecken, ist Aufgabe der Eltern, die deshalb auch die besten Übungsleiter beim Wassertraining sind.

Die Eltern als Übungsleiter

Die Eltern kennen ihr Neugeborenes am besten. Das Wassertraining erleichtert und beschleunigt das Verstehen seiner noch wortlosen Sprache: Die Eltern wissen sehr schnell, welche Übungen ihrem Baby gefallen. Die Kombinationsmöglichkeiten sind nahezu unbegrenzt. Die kleine Auswahl im folgenden Kapitel soll den Erfindergeist der Übungsleiter anregen und auf keinen Fall schematisch

1 Jean Liedloff: Auf der Suche nach dem verlorenen Glück, ohne Angabe
2 Alfred Tomatis: Klangwelt Mutterleib, München 1994
3 Eric Sidenbladh: Wasserbabys, Geburt und Entwicklung in unserem Urelement, Essen 1983
4 Interview mit Igor Tscharkowskij in einem TV-Bericht, Neuseeland 1989
5 Henry Gris: Dolphin Midwives, Simply Living No 2, 1987
6 Karil Daniels: Video „Water Baby", San Francisco 1988
7 Wasserbabys Schmunzelecke, Wasserbaby-Post Nr. 1, 1995 (Elterninitiative Wasserbabys, Mühlacker)

Die Ziele des Wassertrainings

Ziel des Wassertrainings ist die körperliche Stabilisierung des Kindes[1], die Anpassungsfähigkeit seines Körpers an verschiedene Lebensbedingungen und die seelische Entspannung durch Spaß und Spiel. Es dient also nicht vorrangig der zusätzlichen Absicherung bei eventuellen Wasserunfällen oder gar der Motivation zu einer sportlichen Laufbahn.

Das Wassertraining in der Badewanne

Sich im Wasser zu bewegen, hat ein Neugeborenes schon im Mutterleib trainiert. Jetzt muß es lernen, den Übergang vom Wasser zur Luft zu bewältigen, zunächst also, wie es das Wasser aus Mund und Nase wieder los wird, bevor es an der Wasseroberfläche neu einatmen kann. Nur wenige Kinder schließen den Mund unter Wasser. Wenn sie es tun, dann strecken sie dabei die Zungenspitze heraus. Die meisten Babys lassen den Mund aber offen und spucken das Wasser in einer kleinen Fontäne

aus, wenn sie wieder an der Oberfläche angekommen sind. Es dauert im Durchschnitt zehn Tage, bis sie diese Technik sicher beherrschen. Geübte Schwimmer stoßen dann das Wasser schon unter Wasser aus.

Unangenehm ist es den Babys wie den Erwachsenen, wenn sie Wasser in die Nase bekommen. Um dies zu vermeiden, drückt man beim Abtauchen den Kopf auf die Brust. In den ersten Tagen nach der Geburt muß man dem Baby diese Haltung beibringen, indem man mit der Hand seinen Kopf nach unten drückt, während es abtaucht. Das Kind kann dann das restliche Wasser aktiv aus der Nase hinauspressen.

Der dritte Lernschritt auf dem Weg zum Schwimmbadbesuch ist der Temperaturausgleich. In den ersten Tagen braucht ein Neugeborenes noch warmes Wasser zum Schwimmen. Etwa ab dem zehnten Tag läßt man die Wassertemperatur des Bades täglich um ein Grad Celsius fallen, bis man bei der Schwimmbadtemperatur von etwa 30 Grad Celsius angekommen ist. Wie schnell sich ein Baby daran gewöhnt, hängt von seinen isolierenden Speckpolstern ab, manchmal auch von der Funktion seines Stoffwechsels[2]. Erst wenn es sich zu Hause gerne in kühlem Wasser mit etwa 30 Grad Celsius aufhält, macht man sich auf, um das erste Mal ins Schwimmbad zu gehen.

Das Wassertraining verhilft dem Baby auch zur bewußten Kontrolle seiner Atmung: In den ersten Wochen kann es meist den Schließreflex (Diving-Reflex) seiner Atemwege noch nicht steuern, d.h. es muß warten, bis der Diving-Reflex nachläßt, bevor es an der Luft wieder atmen kann. Kommt es also aus dem Wasser heraus, dann hält es noch eine kleine Weile die Luft an. Erst wenn das Baby entspannt auf die Öffnung seiner Atemwege warten kann (meist bis zur zwölften Woche), sollte man mit ihm ins Schwimmbad gehen. Dort wird es dann lernen, sofort nach dem Auftauchen wieder zu atmen.

Das Kreislauftraining

Schon mit dem ersten Lebenstag darf ein Neugeborenes mehrmals täglich ins Wasser. Aus der Schwangerschaft kennen die Eltern seinen gewohnten Aktivitätsrhythmus und sollten diese Zeiten für das Bad nutzen. Die Regelmäßigkeit der Bewegungsübungen im Wasser gewährleistet die Lernerfolge. Deshalb sollte man täglich zwei bis drei Bäder in warmem Wasser (35 bis 37 Grad Celsius) einplanen. Die spätere Schwimmbadtemperatur von 30 bis 32 Grad Celsius ist ideal für die Babys, die noch kein ausreichendes Fettgewebe haben und Wärme brauchen, deren Herz andererseits aber durch zu warmes Wasser überfordert wäre. Je wärmer das Wasser ist, desto weniger bewegt sich ein Baby, um Herz und Kreislauf zu schonen. Ungefähr ab sechs Kilogramm Körpergewicht verkraftet ein Baby dann auch Wassertemperaturen unter 30 Grad Celsius.

Um das Kind vor Auskühlung zu schützen, sollte ein Bad maximal 15 Minuten dauern. In dieser Zeit macht man jeweils die Übungen für die Atmung oder die Muskulatur. Nach dem Training schließt man das Bad mit einem kalten Guß ab. Dazu wird das Kind in der Bauchlage mit einer Hand gehalten und bei den Füßen beginnend bis zum Kopf mit kaltem Wasser übergossen. Danach wickelt man das Kind in ein Handtuch und rubbelt es trocken und warm. Besonders Kopf und Haare sollen sorgfältig getrocknet werden.

Eine Klatschmassage auf seinem Rücken schließt sich an, später auch eine Babymassage[3]. Schließlich darf das Kind ein Weilchen auf Mutters oder Vaters Brust schlafen. Danach ist das Baby meist ganz besonders wach und aufmerksam und oft hungrig. Es nimmt in diesem Moment sehr viel von seiner Umwelt wahr: Das Wassertraining gibt viele Anlässe zur Kommunikation und fördert so auch den Kontakt mit der ganzen Familie.

Das Atemtraining

Die folgenden Übungen sollen das Kind veranlassen, in einem ruhigen und gleichmäßigen Rhythmus zu atmen: Unter Wasser hält es die Luft an. Wenn es über dem Wasser hin und her geschaukelt wird, soll es ausgeglichen ein- und ausatmen. Dazu wird das Baby bäuchlings über das Wasser gehalten. Sein Kopf wird dabei mit einer Hand seitlich gedreht, so daß ein Ohr im Wasser ist, die Atemwege sich aber gerade noch über der Wasseroberfläche befinden. Mit der anderen Hand wird das gegenüberliegende Bein am Knie oder Fuß locker gehalten.

In dieser Haltung wird das Baby langsam durchs Wasser geführt. Wenn es mit den Wellen des Wasserstromes gut zurecht kommt, bläst man leicht in sein Gesicht: Es wird die Luft anhalten. Beherrscht das Kind diesen Mechanismus, läßt man es bei der nächsten Runde sofort nach dem Anblasen sanft unter der Wasseroberfläche hindurchgleiten[4]. Die Übung wird natürlich in die Gegenrichtung wiederholt.

Die meisten Babys halten wegen des Diving-Reflexes die Luft zunächst sehr viel länger an als nötig (bis zu fünf Sekunden). Ein Baby lernt das bewußte Einatmen, sobald der Kopf aus dem Wasser herausschaut, erst nach ungefähr zwanzig Trainingseinheiten. Mit dem nächsten Eintauchen kann man entweder warten, bis der Diving-Reflex abklingt und das Kind wieder atmet, oder man läßt es gleich noch einmal ins Wasser tauchen. Ziel ist in jedem Fall ein entspannender Rhythmus, bei dem das Kind nach einer Weile abschätzen kann, wann es das nächste Mal untertauchen wird.

Tauchen

Ist das Baby bereits in der Lage, das Wasser wie einen kleinen Springbrunnen aus Mund und Nase auszustoßen, kann es nun lernen, länger und tiefer zu tauchen. Dazu legt man das Kind wieder in die Bauchlage, hält mit einer Hand nur das Kinn und zieht es schnell durchs Wasser, damit es die Bewegung des Wassers spürt. Mit der anderen Hand schaufelt man Wasser über seinen Hinterkopf und der kleine Schwimmer wird die Luft anhalten. Dabei sollte man von Anfang an ein Signalwort wie „Jetzt" sagen und es dann sofort untertauchen. Man schiebt das Baby am Kopf etwa einen halben, nach mehrfachem Training bis zu einem Meter unters Wasser und läßt es dort unten los, damit es selbst an die Oberfläche schwimmt, was jedes gesunde Neugeborene kann[5].

Wenn das Baby Luft holen muß, bewegt es seine Beinchen schnell und erreicht geradlinig die Wasseroberfläche. Hat es noch genügend Sauerstoffvorräte, wird es sich kaum bewegen, doch der natürliche Wasserauftrieb bringt es an die Oberfläche. Dabei dreht sich das Kind meist auf den Rücken, was allerdings die wenigsten beim Auftauchen mögen, weil sie dabei Wasser in die Nase bekommen. Um das zu vermeiden, dreht man es noch unter Wasser, so daß es in der Bauchlage oben ankommt, aber nur sein Kopf aus dem Wasser herausragt. Das Baby sollte nie gleich aus dem Wasser an die kühle Luft gehoben werden.

Entspannung und „Toter Mann"

Ist das Baby wieder an der Oberfläche angekommen, dann läßt man es eine Weile in Rückenlage entspannen. Dazu hält man eine Hand unter seine Schulterblätter, die andere unter das Gesäß und wiegt das Kind sanft hin und her[6]. Sobald es sich entspannt, kann man die Hand unter dem Gesäß loslassen und weiter schaukeln. Wichtig ist, dabei mit dem Kind zu sprechen, es vielleicht zu loben.

Für den „Toten Mann" läßt man das Baby in Rückenlage ganz ruhig im Wasser liegen. Die eine Hand stützt unter den Schulterblättern, die andere berührt das Kind nicht. Nach einer Weile gibt man mit der Hand ein ganz klein wenig nach: Das Baby versucht dann selbst, seinen Körper wieder in die Schwebehaltung zu bringen. Spürt man Unsicherheit beim Kind, sollte man es wieder mit beiden Händen hin- und herwiegen. Ist es wieder entspannt, kann man die Übung wiederholen. Nach ungefähr 20 Lektionen ist das Baby meist in der Lage, sich ohne Hilfe auf dem Wasser treiben zu lassen. Spätestens mit zwölf Wochen kann es sich etwa 15 Minuten lang in dieser Stellung auf dem Wasser halten.

Spiele in der Badewanne

Hat ihnen die Übung lang genug gedauert, drehen sich viele Babys aus dem „Toten Mann" spontan im Wasser herum. Dabei hält man nur den Hinterkopf in einer Hand. Der Griff soll die Drehung um die eigene Achse des Kindes zulassen, doch gleichzeitig die Nase vor eindringendem Wasser schützen. Das Genick des Kindes darf dabei niemals festgehalten werden, weil es sehr empfindlich auf Druck reagiert. Viele Babys haben Freude daran, ihren Körper aufsteigen und absinken zu lassen. Dabei drehen sie sich von einer Seite zur anderen und lernen schnell, ihren Auftrieb durch die Atmung zu steuern. Mühelos können sie sich von der Rückenlage in die bevorzugte Bauchlage drehen.

Bei einem anderen Spiel drückt sich das Kind in Rückenlage mit seinen Füßen immer wieder vom „Übungsleiter" ab und trainiert dabei seine Beinmuskeln. Den meisten Babys gefällt es, wenn sie sich – fast wie früher – vom Bauch der Mutter abstoßen können. Die Armmuskeln kann ein Neugeborenes trainieren, wenn man ihm für jede Hand einen Finger zum Festhalten gibt, während es auf dem Rücken im Wasser liegt. Seine Hände hält man vor seine Brust und achtet darauf, daß es die Armmuskeln auch anspannt. Läßt es sich fallen, bricht man die Übung ab und wartet, bis es wieder kräftig genug ist für den nächsten Versuch. Solange es sich mit dem Greifreflex an den Fingern der Eltern festhält, wird es seinen Körper in die horizontale Lage bringen. In dieser Schwebehaltung wiegt man das Kind sanft vor und zurück. Seinen Kopf kann es selbst halten und seine Atmung wie beim „Toten Mann" kontrollieren. Ab und zu zeigt es in der Rückenlage vielleicht noch die reflexartige Überstreckung, die bei allen Kindern kurz nach der Geburt vorkommt. Dabei dürfen Augen, Ohren und Mund im Wasser sein, doch sollte man vermeiden, daß Wasser in seine Nase eindringt. Wenn das Neugeborene nach einigen Versuchen merkt, daß es nicht mehr unter Wasser, sondern an der Wasseroberfläche schwimmt und die Überstreckhaltung nach der Geburt nicht mehr sinnvoll ist, wird es sie aufgeben. Für Babys, die leichte Hirnschädigungen und dadurch motorische Probleme haben, ist dies eine hervorragende Möglichkeit, zu lernen, ihre Kopfhaltung selbst zu kontrollieren.

Übungen nach dem Baden

Ein Baby wird bereits mit einer beachtlichen Muskulatur geboren und es macht ihm Spaß, sie zu nutzen. Die folgenden Turnübungen unterstützen das Baby dabei, seine Muskeln nach Herzenslust zu trainieren.

Nachdem das Kreislauf-, Atemtraining oder Tauchen mit einem kalten Guß abgeschlossen wurde, legt man das Baby auf einem Handtuch quer auf die Knie: Sein Kopf sollte dabei gerade soweit über den Oberschenkel hinausragen, daß er vom Baby bewegt werden kann. Seine Beinchen hängen über dem anderen Oberschenkel. Man trocknet es sorgfältig ab, insbesondere den Haarschopf am Hinterkopf. Nun kann man das Kind hin- und herrollen, seinen Bauch massieren oder seinen Rücken „abklatschen". Ist das Kind älter als ein Monat, kann man an das Bad eine Babymassage mit einem weichen nahrhaften Öl anschließen[7]. Danach ist das Kleine wieder aufgewärmt und kann an der frischen Luft oder Sonne gut schlafen. Bei regelmäßigem Training ist es in der Zeit vor dem Einschlafen besonders wach und aufmerksam – ein Zeichen dafür, daß die Übungen im Wasser nicht zu anstrengend waren.

Sobald das Kind offensichtlich von den Wasserübungen nicht mehr ausgelastet ist, schließt man an das Bad Bewegungsübungen an. Die Armmuskulatur kann man dadurch stärken, daß man das Baby zwei Finger greifen läßt, seine Arme mit der restlichen Hand festhält und es dann langsam in den Sitz hochzieht. Dabei muß man darauf achten, daß die Kinder ihre Arme nicht einfach durchhängen lassen, sondern sich mit der eigenen Muskelkraft hochziehen.

In die Luft geworfen und wieder aufgefangen zu werden, macht fast jedem Kind Spaß und trainiert außerdem sein Atemvolumen, weil es bei jedem Wurf die Luft anhält. Zur Spannung und Entspannung der Bauch- und Rückenmuskulatur kann man das Baby mit den Füßchen auf die eine Hand stellen, die andere Hand hält den Brustkorb von vorne. Nun hebt man das Baby schnell in die Luft: Es wird sich mit den Füßen an der Hand abdrücken und seine Rücken- und Bauchmuskeln anspannen. Eines Tages ist es dann so geübt, daß es sich bis in den Stand strecken kann.

Alle Kinder lieben es, wenn man sie (dem Babyrücken zugewandt) an den Händen festhält und an ihren Armen schaukeln läßt.

Dabei kann man das Baby so weit schwingen lassen, daß es in der Hüfte abknickt und mit seinen Beinen auf den (Erwachsenen-)Händen landet: eine Übung, bei der die Gelenke des Kindes geschont werden.

Stillen im Wasser

Das Stillen im Wasser kann in das Wassertraining integriert werden: Zunächst legt sich die Mutter ins Badewasser und stillt ihr Baby, das auf ihrem Bauch liegen sollte, indem sie sein Köpfchen über dem Wasser im Arm hält. Im warmen Wasser fließt die Muttermilch besonders gut und das Kind braucht also nicht so stark zu saugen. Es kann sich im Wasser sehr viel besser entspannen und so meist viel mehr trinken. Das Stillen im Wasser ist außerdem eine gute Methode, den Milchfluß nach Brustentzündungen oder einem Milchstau wieder anzuregen.

Im nächsten Schritt sollen die aktiven Bewegungen des Babys angeregt werden. Die Mutter hält das Kind dazu beim Stillen nicht mehr im Arm, sondern stützt nur den Kopf des Babys an ihrer Brust. Sie setzt oder legt sich jetzt so hin, daß ihr Baby frei im Wasser schwimmen kann. In dieser Haltung sollte es sich so fest an der Brustwarze ansaugen, daß die Mutter aufstehen könnte, ohne ihr Kind „zu verlieren". Manche Babys suchen sich während des Saugens einfach eine bequeme Lage, andere Kinder rudern ständig mit den Beinen oder massieren mit den Händen die Brust. Das Stillen im Wasser eignet sich besonders für kleine und schwache Kinder wie zum Beispiel Frühgeborene. Sie trainieren ihre Saugtechnik und regen gleichzeitig die Brust zur stärkeren Milchbildung an. Im Wasser gestillte Frühgeborene holen so das normale Gewicht ihrer Altersgruppe meist in den ersten zwei Monaten ein.

In der dritten Stufe des Stillens im Wasser lernt das Baby, beim Saugen gleichzeitig unterzutauchen. Die Mutter drückt zunächst den kindlichen Kopf so fest an ihre Brust, daß es beim Trinken die Luft anhalten muß. Hat sie sich überzeugt, daß ihr Baby trotzdem weitertrinkt, dann kann sie beim nächsten Mal langsam mit dem Körper unter Wasser gehen und wieder auftauchen[8]. Wichtig ist dabei, die Bewegungen mit Ruhe auszuführen und einen gleichmäßigen Rhythmus einzuhalten, damit das Baby abschätzen kann, wann es die Luft anhalten muß. So lernt es kontrolliert und rhythmisch zu atmen, was zusätzlich zu seiner Entspannung beiträgt. Sie werden dabei oft sogar schläfrig. Die meisten Babys scheinen diese Übung sehr zu schätzen, die allerdings großes Fingerspitzengefühl der Mutter erfordert, um den richtigen Rhythmus für ihr Kind zu finden.

Nach dem Stillen im Wasser sollte das Kind schlafen dürfen. Manche tun dies gleich auf der Brust der Mutter, andere schwimmen sogar frei im Wasser und schlafen mit dem Kopf unter Wasser. Sie drehen ihn selbständig zur Seite, wenn sie Luft holen müssen. Einem solchen Bad sollte kein kalter Wasserguß folgen, damit das Kind ohne Unterbrechung weiter schlafen kann, wenn es das Wasser verläßt.

Angst vorm Wasser?

Wenn ein Neugeborenes ins Wasser fällt, blockieren seine oberen Atemwege automatisch, und es nutzt den natürlichen Auftrieb, um an der Wasseroberfläche sofort die Rückenlage einzunehmen. Seine Augen hält es dabei immer offen. Unter Wasser läßt es mit der Ausatmung einen Teil des Kohlendioxids hinaus. Dadurch kann es länger unter

Wasser bleiben. Erst wenn sein Luftvorrat zu Ende geht, rudert es mit den Beinen. Schafft es den Aufstieg zur Wasseroberfläche damit noch nicht schnell genug, nutzt es auch die Arme zum Schwimmen. Ein Baby spart unter Wasser also intuitiv Sauerstoff.

Angst vor der Wassertiefe lernt ein Baby frühestens mit sieben Monaten kennen, denn erst dann verändert sich seine Orientierung im Raum, wenn es die aufrechte Haltung, Stehen und Laufen lernt. Auch gute Schwimmerbabys müssen diese Phase der sogenannten Sieben-Monats-Angst durchmachen. Da sie bereits das waagerechte Treiben im Wasser und aktives Auftauchen schon beherrschen, ist diese Phase meist schnell überwunden[1]. Jetzt kann man dem Kind beim Babyschwimmen auch andere Schwimmstile beibringen.

Erfahrungen aus dem Wassertraining haben gezeigt, daß die Angst der Erwachsenen sich leicht überträgt. Deshalb sollten ängstliche Eltern sich vorher gründlich mit der eigenen Wasserangst auseinandergesetzt haben. Insbesondere mit Partnerübungen läßt sich das Vertrauen zum lebensspendenden Element Wasser wieder herstellen. Das gemeinsame Schwimmen werdender Eltern mit Babys unter Anleitung von geschultem Personal hilft ihnen, ihre Ängste abzubauen und außerdem die Kommunikation mit den Kleinen zu üben.

Väter sind in den ersten zwei Monaten oft bessere Wassertrainer als die Mütter, weil der mütterliche Schutzinstinkt manchmal zum „Über-Schützen" führt. Nach den ersten sechs bis acht Wochen, die von den Hebammen früher noch zur Schwangerschaftsdauer gezählt wurden, schwächt sich das extreme Schutzbedürfnis der Mütter meist ab und auch sie gehen mit den Babys im Wasser entspannter um. Natürlich dürfen auch Großmutter, Tante oder Freund mit dem Baby regelmäßig ins Schwimmbad gehen.

Über das Ertrinken

Menschen ertrinken meist aufgrund von Angstreaktionen. Wasserbabys aber haben keine Angst, weder vor dem Wasser noch im Wasser.

Menschen, die bereits laufen gelernt haben, versuchen immer, die vertikale Lage einzunehmen, d.h. sie verfügen über reflexartige Bewegungen, die sie beim Hinfallen wieder in die aufrechte Haltung bringen – auch im Wasser. Babys, die noch nicht laufen können, nehmen ähnlich reflexartig eine waagerechte Haltung ein. Dieses Verhalten kann man mit der Übung „Toter Mann" noch verstärken.

Sobald der Kopf Wasserkontakt hat, wird ebenso reflexartig die Luft angehalten. Wenn er nicht genutzt wird, verschwindet dieser Reflex erst im Laufe der ersten fünf Lebensmonate eines Babys. Untrainierte Menschen, Erwachsene wie Babys, können bis zu fünf Sekunden den Atem anhalten. Diese Zeit reicht aus, um mit Hilfe des natürlichen Auftriebs aus 1,25 Metern Wassertiefe aufzutauchen. Mit gezieltem Training kann man diese Fähigkeit allerdings noch steigern: Erwachsene über 35 Jahren haben meist große Mühe, länger die Luft anzuhalten, weil ihre Lungenkapazität bereits abzunehmen beginnt. Unter 35 Jahren kann man die Tauchdauer oft auf vier bis fünf Minuten steigern. Ein Kind bis zur Pubertät kann am längsten unter Wasser bleiben: Der Weltrekord liegt bei zwölf Minuten. Perlen- und Schwammtaucher zum Beispiel sind deshalb nie älter als 15 Jahre.

1 Barbara Ahr: Schwimmen mit Babys und Kleinkindern, Stuttgart 1994
2 Jean Fouace: Babys lernen schwimmen, 1968
3 Amelia Doris Auchett: Wie man ein Baby glücklich macht, Aitrang 1985
4 Karil Daniels: Video „Water Baby", San Francisco 1988
5 Sangito Sommer: Baby Swimming, Byron Bay 1992
6 Heinz Bauermeister: In der Badewanne fängt es an, München 1972
7 Maggie Tisserand: Die Geheimnisse wohlriechender Essenzen, Aitrang 1985
8 Eric Sidenbladh: Wasserbabys, Geburt und Entwicklung in unserem Urelement, Essen 1983

Die Wassergeburt im Kulturvergleich

Die erste europäische Wassergeburt wurde 1805 in Frankreich dokumentiert[1]. Aus dem Vergleich weltweiter Kulturen muß man allerdings schließen, daß die Wassergeburt auch im übrigen Europa schon wesentlich früher angewendet wurde. Sie gehörte vermutlich zur traditionellen Volksmedizin, bis sie mit den Heilkünsten der weisen Frauen im Mittelalter ausgelöscht wurde.

Die Eroberung eines Landes hat meist auch zur Folge, daß Heiltechniken der Herrschenden übernommen werden. So verbreiteten die Römer in den ersten 300 Jahren nach Christus ihren Lebensstil in ganz Europa. Römische Berichterstatter wie Tacitus, Marcellinus und Plutarch schwankten zwischen Abscheu und Bewunderung für die enormen körperlichen Kräfte der germanischen Stämme und besonders ihrer Frauen. Die germanischen und keltischen Volksstämme in den nördlichen Gebieten des römischen Weltreiches nutzten wahrscheinlich die Kaltwassermethode zur Stärkung von Herz und Kreislauf bei Erwachsenen wie Neugeborenen. Die alten Heilweisen der germanischen Stämme fügten sich aber nicht in die „neuartigen" Lebensgewohnheiten der römischen Besatzer ein. Denn die ausgedehnte Badekultur der Römer war schon seit der Zeit der römischen Kaiser in Vergessenheit geraten[2].

Im Mittelalter wurden die vorchristlichen Rituale zum Teil in religiöse Heilweisen und Praktiken verwandelt. Im Rokoko geriet dann das Wissen um die Heilwirkung des Wassers vollends in Vergessenheit. Erst das 19. Jahrhundert brachte die Wiederentdeckung der Wasserheilverfahren durch Prießnitz und Kneipp. Um nun an die alten Wurzeln wieder anknüpfen zu können, mußte ein Mosaik aus Indizien und Traditionen, die in kulturellen Enklaven gehütet wurden, mühsam zusammengesetzt werden. Zusammenhängende Aufzeichnungen gibt es selten, denn das Wissen des „gemeinen" Volkes wurde vor allem mündlich weitergegeben[3]. Dazu einige Beispiele:

Hawaii

Noch heute nutzen hawaiische Heilerinnen, Kahuna genannt, die Wassergeburt, die Bestandteil ihrer ursprünglichen Lebensweise ist. Während der Kolonialzeit durfte niemand, der nicht auf Hawaii geboren war, von dieser Geburtweise erfahren, da die Missionare sie als Zauberei bestraften. Die Wassergeburt wurde in heilige Rituale eingebettet. „Sie findet noch heute in einem Pool im Wald statt. Bäume spenden Schatten und diffuses Licht. Der Boden rund um den Pool ist mit weichem Moos bewachsen. Wenn die Wehen intensiv sind, steigt die Frau aus dem Wasser und krabbelt auf allen vieren durch das weiche Moos. Manchmal wird ein Baby auch dort geboren, aber meistens entbinden die Frauen im Pool", erzählte eine Kahuna, als sie in Santa Barbara/Kalifornien ein neues Geburtsbecken kaufen wollte[4].

Samoa

Ein Chiropraktiker berichtet von seinem Einsatz als Soldat im Südpazifik während des Zweiten Weltkriegs[4]. Er war auf Samoa stationiert und wurde als Sanitäter eingesetzt. Eine seiner Aufgaben war es, regelmäßig am Strand zu patroullieren, um dort Frauen aufzuspüren, die mit Wehen im flachen Wasser

des Ozeans standen und so ihr Kind gebären wollten. Er mußte sie in das nächste Hospital bringen, weil die Besatzungsmacht der Meinung war, daß es gefährlich und beängstigend sei, im Meer zu entbinden. Er erinnert sich besonders gut daran, wie diese Frauen sich wehrten und riefen: „Laßt mich los, ich bin nicht krank!" Heute bereut er, diese Befehle ausgeführt zu haben, denn schon damals war er überzeugt, daß diese Menschen offenbar mehr wußten als er.

Cumash-Indianer

Auf einem Treffen von Heilern 1988 in Südkalifornien erzählte ein Cumash-Indianer von den Riten aus vergangenen Zeiten. Semu Huaute, 86 Jahre alt und „Grandpa" genannt, beschrieb einen klaren, sonnigen Tag aus seiner Kindheit, warm genug, um sich gelegentlich im Ozean abzukühlen. Als er sechs oder sieben Jahre alt war, folgte er seiner Mutter und anderen Frauen zum Strand. Er sammelte dort oft Muscheln, Steine und andere Schätze. An diesem Tag begannen die Frauen, dicht am Ufer ein Zelt aus Palmblättern zu bauen, das eine Schwangere dann begutachtete. Vor diesem Unterschlupf gruben Männer ein Loch, über das sie mit Hilfe von Holzstöcken eine Lederhaut straff spannten. Vier Männer begannen auf dieser „Trommel" zu tanzen und hielten sich dabei an den Takt der auf- und abrollenden Wellen. Das Trommeln ihrer Füße vermischte sich mit dem rhythmischen Rauschen des Meeres.

Inzwischen sammelten die Kinder trockenes Holz für ein Feuer, das vor dem Zelt entzündet werden sollte. Plötzlich krabbelte die schwangere Frau auf allen vieren aus dem Zelt heraus und schaute aufs Meer hinaus. Auf den Wellen waren die Rückenflossen von Delphinen zu sehen: Mindestens 30 bis 40 Tiere tummelten sich im Wasser. Die Schwangere schwamm mit ein paar anderen Frauen hinaus zu den Delphinen und verarbeitete während des Spiels mit den Tieren ihre Geburtswehen. Als sich endlich der Himmel durch die Abendsonne rot färbte, kam sie zum flachen Ufer zurück. Sie kniete sich in den Sand und gebar ihr Baby ins salzige Meerwasser hinein. Sie selbst nahm ihr Kind auf, wiegte es im Arm und trug es aus dem Wasser hinaus in das Zelt. Dort blieb sie einige Stunden in der Obhut der anderen Frauen. Das Trommeln der Tänzer, das Spielen der Kinder

– das Leben ging weiter wie zuvor. Aufgewärmt durch das Feuer und gut versorgt kam sie nach einiger Zeit wieder heraus. Mit ihrem Baby im Arm ging sie ins Dorf zurück.

Costa Rica

Die Frauen eines costaricanischen Indianerstammes gehen zur Entbindung an einen Fluß und nur wenige Frauen dürfen die Schwangere begleiten[5]. Das indianische Wort für „Gebären" oder „Leben geben" bedeutet wörtlich „ins Wasser gehen". Im Deutschen zum Beispiel wird mit dieser Floskel allerdings eher das Gegenteil bezeichnet, nämlich „das Leben beenden".

Neuseeland

Seit mindestens 500 Jahren bewohnen die Maoris die Inseln Neuseelands. Das reiche Nahrungsangebot von Land und Meer ließ sie dort eine naturnahe Kultur und Lebensgewohnheiten entwickeln, die auch die Vorzüge der Wassergeburt in den vielen geschützten Buchten des Pazifischen Ozeans kannten. Als im 18. Jahrhundert die christlichen Europäer hier landeten, verboten die Missionare die Geburt eines Kindes im Meer und bestraften die Frauen, die dennoch am oder im Wasser gebaren. Deshalb verbargen die Maoris ihr Wissen über die Wassergeburt und übernahmen nach und nach auch christliche Traditionen.

In der „Bucht der Geister" auf der Nordinsel hatte ihnen die Natur selbst ideale Wasserbecken zum Gebären ihrer Kinder geschaffen. Die Lava war dort vor vielen Millionen Jahren ins Meer gestürzt und beim Aufprall in den kalten Wellen in Form von steinernen Terrassen erkaltet. Die Brandung warf immer wieder kleine Steine und Sand auf die Stufen, die durch ständige Bewegung mit der Brandung glatte und runde Löcher in das Gestein rieben. Das Wasser, das sich seither in diesen natürlichen Badewannen sammelt, wird von der Sonne stark angewärmt und eignet sich besonders gut für sanfte Wassergeburten. Geschützt vor Wind und Wetter liegen die Pools so nahe an der Küste, daß vorbeiziehende Delphine auch hier Anteil nehmen konnten. Während der Missionierung durch die ersten Europäer wurde dieser Platz von den Maoris als ein heiliger Ort vor den Fremden

geheimgehalten. Heute gibt es wieder ein Wassergeburts-Zentrum, das Rainbow-Dolphin-Center, auf der Nordinsel Neuseelands. Estelle Myers, die Autorin des ersten Fernsehfilms („Oceana") über die Wassergeburt in den 1980er Jahren, gründete das Institut, um Kindern hier wieder die Möglichkeit zu geben, sanft und sicher im Schutz der Delphine und im Wasser zur Welt zu kommen. Sie hofft auf eine neue Generation von friedliebenden Menschen, die eine freundlichere Zukunft gestalten könnten[6].

Die Ursprünge der Wasserheilverfahren in Europa

Die ältesten Zeugnisse über Wasserkulte, die zu Heilbehandlungen eingesetzt wurden, sind Hieroglyphen der Ägypter aus dem dritten Jahrhundert vor Christus. Sie weisen auf einen sehr viel älteren Kult hin, der auf Imhotep, den ersten Minister des Pharao Zoster in der III. Dynastie, zurückgeht. Imhotep war unter anderem der „Erfinder" des Steinhauses und Begründer der ägyptischen Arzneikunst. Fromme Ägypter vergaßen nie, ihm vor Arbeitsbeginn aus dem Wasserbehälter ein Trankopfer darzubringen. Später setzte man ihn dem griechischen Gott Asklepios gleich.

Die alten ägyptischen Heilstätten bestanden aus einem Badebecken, das von einem Bewässerungssystem mit fließendem Wasser gefüllt wurde. Ein Säulengang führte rundherum, in dessen Nischen Götterstatuen zum Beispiel von Horus und Isis standen. Das fließende Wasser im Schwimmbecken erhielt seine Heilkraft, indem man über eine Stele des Imhotep Wasser goß, das dann als geweihtes Wasser ins Becken floß. Die Wassertherapie in solchen Badehäusern wurde vor allem von Schwangeren und unfruchtbaren Paaren genutzt. Eine dieser Heilstätten findet man in West-Theben im Terrassen-Tempel der Königin Hatschepsut (um 1490–1470 v. Chr.)[7].

Seit dem zweiten Jahrhundert nach Christus war der Wasserkult Imhoteps fast vergessen. Erst die Kopten nahmen ihn in der Form der christlichen Taufe im sechsten und siebten Jahrhundert nach Christus wieder auf. Die Griechen hatten Asklepios-Heiligtümer in Epidaurus, Pergamon und dann in fast jeder griechischen Stadt ab dem vierten Jahrhundert vor Christus. Wallfahrten, die heute noch Orte heilender Kräfte aufsuchen wie zum Beispiel den Tsambika-Berg in Griechenland mit

seinem wundertätigen Marienbildnis, haben große Ähnlichkeit mit dem ursprünglichen Asklepios-Kult. Noch im zweiten Jahrhundert nach Christus wirkte der berühmte Gladiatorenarzt Galen im Asklepeion von Pergamon mit seiner Heilkunst: Er setzte die Wassertherapie und den sogenannten Tempelschlaf ein.

Im Römischen Reich waren bis ins fünfte Jahrhundert hinein vor allem Frauen als Ärztinnen für Frauenheilkunde und Hauterkrankungen tätig. In beiden Fächern spielt noch heute die Wassertherapie eine besondere Rolle. In der Zeit der römischen Kaiser wurden die rituellen Wasseranwendungen dann so profanisiert, daß die Bäder überall mehr als Ort der Geselligkeit fungierten. Die heilenden Wirkungen des Wassers aber waren in Vergessenheit geraten.

Auch in Assyrien, Babylonien, Palästina und Indien findet man Überlieferungen zur Hydrotherapie. Die arabische Welt pflegte das Bad als Reinigung vor religiösen Handlungen und bald auch als generelle religiöse Vorschrift. In Mittelasien und Rußland wurden Eisbäder zur körperlichen Ertüchtigung eingesetzt. In allen Religionen der Welt gilt das Wasser als Symbol für ewiges Leben und für Fruchtbarkeit, denn der Ursprung allen Lebens liegt im Wasser. Die entspannende Wirkung dcs Elements Wasser gibt uns die Möglichkeit, wieder in Kontakt zu kommen mit unseren tiefsten Empfindungen, die wir in der heutigen Alltagshektik kaum mehr wahrnehmen. Auch deshalb ist das Wasser bis heute Bestandteil unserer religiösen Riten geblieben.

Die am standhaftesten an vorchristlichen Traditionen festhaltende religiöse Gemeinschaft in Europa waren die Juden. Jedes Mitglied hatte Zugang zu cinem unterirdischen Tauchbecken (Mikwe), das vom Grundwasser gespeist im Keller eines Wohnhauses angelegt war. Da es im Mittelalter ebenso lebensgefährlich war, der jüdischen Religion anzugehören wie ein Bader oder eine weise Frau zu sein, sind nur wenige schriftliche Überlieferungen erhalten geblieben.

Das abendländische Verhältnis zum Wasser

In Europa wurden die Frauen mit der wachsenden politischen Macht der Kirche als minderwertige Kreaturen angesehen. Ihre Berufsdomänen, wie zum Beispiel die Heilkunst, wurden ihnen entzogen. Das Verschwinden der Wasserheilungen ist eng verknüpft mit der Geschichte der Frauenzünfte. Der „Hexenhammer", das Buch der Inquisition, zielte sogar direkt auf die traditionellen Heilweisen von Badern und weisen Frauen. Überlieferte Praktiken des Tauchens in kaltem Wasser wurden in Abschreckungsmaßnahmen pervertiert. Das sogenannte „Gottesurteil", das Tauchen des gefesselten Opfers, sollte beweisen, daß es schuldig war, wenn es ertrank, oder vom Teufel besessen, wenn es nicht ertrank. Das Wasser war in jedem Falle todbringend. Solche Strafen trafen vor allem Frauen und sollten dem Volk zeigen, daß es die wunderbaren Heilkräfte des Wassers gar nicht gab. Dagegen wurde die christliche Taufe, bei der eine Handvoll geweihtes, „warmes" Wasser die Stirn benetzt, in den Kanon der Heiligen Sakramente aufgenommen. Der heidnische Wasserkult wurde widersprüchlicherweise zu einem kirchlichen Instrument umfunktioniert. Im Verborgenen aber gab es weiterhin das Ritual der Taufe in fließendem, kaltem Wasser. Kinderlose suchten in solchem „lebendigen" Wasser und ältere Frauen in eisenhaltigen Quellen mit rötlich gefärbtem Wasser Heilung[3].

So streiten sich noch heute die Fachleute der beiden christlichen Glaubensrichtungen, ob das strömende Wasser oder das Handauflegen das richtige Taufsymbol ist. Die alten Lehren der heiligen Apostel über die Wassertaufe existieren aber immer noch in der byzantinischen, der orthodoxen christlichen Kirche: Die Taufe soll in lebendigem, fließendem Wasser vollzogen werden. Wenn das nicht verfügbar ist, soll man in kaltem Wasser untertauchen; wenn auch das nicht vorhanden ist, darf auch warmes Wasser benutzt werden. Die Taufe findet hier nicht nur einmalig am Anfang des Lebens statt wie in der westlichen christlichen Kirche, sondern es gibt, wie in vielen anderen Religionen auch, regelmäßig wiederkehrende Gelegenheiten, bei denen man nochmals getauft wird.

Die seelische Wirkung des Wasserrituals hängt von der Glaubenskraft der getauften Menschen ab. Darüber hinaus findet durch die regelmäßige Ausübung des Wasserrituals aber auch eine körperliche Stärkung statt, was den Menschen nicht verborgen blieb. Schon im alten Ägypten wurden zum Priestertum vorgesehene Babys im Wasser geboren und regelmäßig getauft. Hatte Jesus seine Stärke vielleicht auch aufgrund dieser Tradition er-worben? Die ihn pflegenden Essener kannten die fundamentale Bedeutung des Wasserelementes für die Heilung verschiedenster Krankheiten und Beschwerden sicher, denn sie waren zur Zeit Jesu die Spezialisten für das Heilwesen. Die westliche christliche Kirche hat davon keine Kenntnisse mehr. Nur in vereinzelten Klöstern Ägyptens und Griechenlands wird an dieser Tradition noch festgehalten.

Die im Mittelalter von der Kirche provozierte Angst der Menschen vor dem Wasser wirkte wie ein Schock, von dem sich unsere Kultur gerade erst zu erholen beginnt. Noch Anfang des 18. Jahrhunderts verwendete man zur Körperreinigung Puder statt Wasser, „Ins-Wasser-gehen" wurde gleichbedeutend mit „In-den-Tod-gehen". Erst im Zuge der Aufklärung näherten sich die Menschen der Natur wieder ein wenig an. Im 18. Jahrhundert entdeckte der Arzt Johann Siegmund Hahn die „Wunderbare Heilkraft des frischen Wassers". Sebastian Kneipp wendete 100 Jahre später Wasserkuren zur Heilung und Stärkung der Lungen an[3]. Im ost- wie im nordeuropäischen Raum waren indessen immer noch Tauchtherapien in kaltem Wassser zur Stärkung des Körpers angewendet worden, um die kalten Wintertemperaturen besser zu überstehen. Auch heute noch tauchen manche Eltern ihr im Winter geborenes Baby regelmäßig ins Eiswasser der Newa bei Sankt Petersburg. Die offenen Stellen des Eises sind für jedermann durch das Symbol eines blauen Walrosses gekennzeichnet. Der russische Wissenschaftler Tscharkowskij knüpfte mit der Wassergeburt also an alte hydromedizinische Traditionen seines Landes an[2].

Die Zukunft der Wassergeburt in Europa

Die Ausbreitung der römischen Badekultur in unserem Kulturraum unterstützte das Aufleben der alten Wassertherapien. Die technische Entwicklung und der Wohlstand säkularisierten die ursprünglichen religiösen Rituale. Neben öffentlichen Schwimmbädern hat sie fast jeder Familie ein eigenes Bad ins Haus gebracht. Die Chancen für eine Wasserkultur, die die Aspekte Reinigung und Heilung auch im Privatbereich verknüpft, sind bestens. Die Reformbewegung des 19. Jahrhunderts hat für die Verbreitung der Wasserheilkunst gesorgt:

Die Erkenntnisse von Kneipp kommen insbesondere in der Krankengymnastik und im Sport zu Anwendung. In der Frauenheilkunde werden hydrotherapeutische Maßnahmen bei Unfruchtbarkeit, Wechseljahrbeschwerden oder in der Rekonvaleszenz nach gynäkologischen Operationen angewendet.

Die Wassergeburt muß ihren Platz in der medizinischen Wissenschaft als ein Bestandteil der Hydrotherapie und der Geburtshilfe erst noch zurückerobern. Doch die Chancen für die Wassergeburt sind vielversprechend, wie die wachsende Nachfrage bestätigt. Für die Frau des 20. Jahrhunderts ist die Wasserheilkunde nicht mehr an bestimmte Orte gebunden: Die Geburt kann heute im eigenen Badezimmer stattfinden.

1 Michel Odent: Birth under Water, The Lancet, Dez. 24/31, 1983
2 Annette Kühn: Chronik der Frauen, Dortmund 1992
3 Jacques Gélis: Das Geheimnis der Geburt, Volksglaube, Rituale und Praktiken von 1500 bis 1900. München 1989
4 Barbara Harper: The Mysterious Origins of Waterbirth, Gentle Birth Information Book, Kalifornien 1993
5 Ramona Hallama: Briefe aus Costa Rica, Entwicklungshilfe bei den Indianern, Wien 1990
6 Timothy Wyllie: Dolphins Telepathy and Underwater Birthing, Santa Fe 1993
7 K. S. Kolta: Das Wasser als heilendes Element im Lande Ägypten, Naturheilpraxis Nr. 4, 1994

Geburtsberichte

Eine Geburt ist in jeder Hinsicht ein einzigartiges Ereignis, wie auch die folgenden Berichte von Müttern, Vätern und Großeltern zeigen. Gemeinsam aber ist den Wassergeburten, daß das warme Wasser allen Frauen während der Geburt eine erhebliche Erleichterung verschaffte. Unterschiede gab es nur im Detail: So wurde eine Frau von ihren Krampfadern geheilt, eine andere konnte die Elastizität und Spannkraft ihrer sportlich trainierten Muskulatur erhalten oder empfand vor allem die Schmerzlinderung in der Übergangsphase als bemerkenswert. Für eine weitere stand die Geborgenheit in der Familie im Mittelpunkt und die nächste wollte ihrem Baby einen besonders sanften Weg ins Leben ebnen.

Wasser hat viele Eigenschaften, die wissenschaftlich bis heute nicht geklärt sind, aber von unseren Sinnen sehr wohl wahrgenommen werden und auch ihre Wirkung haben. Eine besonders wichtige und derzeit intensiv untersuchte Eigenschaft ist seine große Bindungsfähigkeit, durch die es zum Transporteur verschiedenster Stoffe, Materie wie elektrische Ladungen oder auch Schall, werden kann.

Jessicas schmerzarme Geburt

Jessica ist unser erstes Kind. Wir hatten uns gut vorbereitet auf eine Geburt, denn wir besuchten gleich mehrere Geburtsvorbereitungs-Kurse. Im ersten sprach die Hebamme von Saugglocke und Kaiserschnitt, von Schmerzmitteln und Dammschnitten, von Gymnastikball und Gebärbett. Das alles machte uns Angst. Wir zweifelten daran, daß die Geburt als ein natürlicher Vorgang betrachtet wurde. Also suchten wir nach einer anderen Hebamme, und wenn wir noch so weit fahren müßten! Endlich fanden wir tatsächlich eine, die begeistert von Wassergeburten und von Selbstbestimmtheit sprach. Sie erzählte ausführlich aus ihrer Hausgeburtspraxis und wir fühlten uns endlich gut aufgehoben. Dankbar und neugierig nahmen wir alle Informationsangebote wie Filme, Bücher, Frauengruppen und persönliche Beratungstermine bei ihr in Anspruch. Der Geburtstermin war schon bedenklich nahe gerückt und wir wollten uns doch noch für eine Wassergeburt ausrüsten! Wir hatten leider viel Zeit mit der Hebammensuche vertan.

Am Samstag früh sprang dann die Fruchtblase, aber Wehen waren noch keine zu spüren. Die Hebamme kam und untersuchte mich. Ich war entsetzt: Sie wollte bei einem so unreifen Befund den weiten Weg wieder zurückfahren und erst kommen, wenn Wehen eintreten würden. Da griff ich zur Selbsthilfe. Während mein Mann und die Hebamme noch berieten, schloß ich mich ins Bad ein und machte Kundalini-Yoga. Es half! Eine Stunde später hatte ich kräftige regelmäßige Wehen und sie wurden immer heftiger. Ich probierte Gymnastikball und Rückenmassage, Umherlaufen und Geburtstee, während die Wehen immer schmerzhafter wurden. Da stieg ich wieder in die Badewanne und entspannte mich bei Meditationsmusik. Das Grün der Zimmerpalmen in unserem Bad verbreitete ein angenehmes Licht um mich herum. Der Wehenschmerz war wieder auszuhalten und ich konnte mit meinem Atemrhythmus wieder mithalten.

Endlich hatte ich das Gefühl, pressen zu müssen. Das Wasser erschien mir plötzlich unangenehm warm. Ich stieg aus der Wanne und „wehte" hinüber ins Wohnzimmer. Dort erwartete mich unser Planschbecken voll mit angenehm kühlem Wasser. Die Wehen auf dem Wege dorthin waren unerträglich schmerzhaft, und ich flüchtete mich geradezu in das entkrampfende blaue Wasser. Schlagartig ließ der Schmerz nach. Im Knien tastete ich nach dem Kopf meines Babys. Mit der nächsten Wehe wurde er geboren. Ich streichelte seine spärlichen Haare. Da drehte es sich plötzlich herum und schaute mich aus dem Wasser heraus aufmerksam an. Schon die nächste Wehe ließ unser Baby hinausgleiten.

Ich hob es sofort aus dem Wasser heraus an meine Brust. Mein Mann kam ins Planschbecken und umarmte uns beide. Das Baby schaute ihn genau an. Auf einmal kam es uns so vor, als ob unser Kind frieren würde. Wir legten es deshalb ins warme Wasser zurück und wiegten es ein wenig. Dabei wurde es ganz ruhig und aufmerksam. Nachdem es sich eine Weile ausgeruht hatte, drehte es von selbst seinen kleinen Körper im Wasser und mein Mann ließ es tauchen. Auch das gefiel ihm gut. Ich hatte noch einmal eine Wehe, und die Plazenta kam heraus. Jetzt nabelten wir unser Baby ab und es konnte sich nun schon weiter von mir wegbewegen. Munter drehte es sich im Wasser und paddelte mit Händen und Füßen.

Nach einer Weile schien es Hunger zu haben, denn sein kleiner Mund suchte etwas. Wir legten es an die Brust und ermunterten es zum Saugen. Endlich saugte es kräftig, und erst, nachdem es von beiden Brüsten richtig getrunken hatte, stiegen wir aus dem Wasser heraus. Im Bett wärmte uns beide ein weiches, kuscheliges Schaffell. Unsere Tochter schlief selig an meiner Brust nuckelnd neben mir ein. Die Geburt hatte fünf Stunden gedauert, mir aber war die Zeit wie im Fluge vergangen. Ich kann mir gar nicht vorstellen, den Wehenschmerz ohne Wasser ertragen zu können. Die Wassergeburt war meine Art zu gebären, wir hatten richtig gewählt.

Geburt eines Vaters

Als meine Frau das erste Mal von einer Wassergeburt im eigenen Heim sprach, hielt ich das für eine der typischen Schwangeren-Launen. Was hatte sie nun schon wieder gelesen? Aber sie beharrte auf dieser Idee und so gingen wir gemeinsam zum Geburtsvorbereitungskurs. Als Mediziner eines anderen Fa-ches hörte ich mich auch in der Geburtshilfe um. Immer wieder wurde ich von Kollegen gewarnt, die Hausgeburt sei gefährlich und bei einer Wassergeburt könne ein Baby sogar ertrinken! Die Hebamme gab uns Literatur und Videofilme, die die Erfahrungen von Wassergeburten bei ihr, in Geburtshäusern und anderen Ländern beschrieben. Wir konnten mit eigenen Augen verfolgen, daß ein Neugeborenes eine Wassergeburt sehr gut überlebt, ja sogar Vorteile für die weitere Entwicklung daraus ziehen kann. Die Geburten sahen immer sehr persönlich und sanft aus. So entschieden wir uns für eine Entbindung in unserer eigenen Badewanne.

Die Geburt selbst war eine wunderbare Erfahrung. Wir würden heute wieder die gleiche Entscheidung treffen! Ich saß bei meiner Frau in der Badewanne und erlebte die Geburt fast so nahe wie sie selbst. Ja, ich sah sogar viel mehr als sie, denn sie war mit jeder Faser ihres Körpers beschäftigt. Es war einfach ein überwältigender Augenblick, als unsere Tochter Carmen herausschwamm. Sie war von Anfang an aufmerksam und interessiert an ihrer neuen Umgebung. Es war so leicht, Kontakt mit ihr aufzunehmen! Endlich, nach neun langen Monaten, die sie für mich hinter der

Bauchwand meiner Frau verborgen geblieben war, konnte ich sie in den Arm nehmen. Ich glaube, ich hatte bisher kein bewegenderes Erlebnis in meinem Leben!

Ich wußte von einigen Vätern, daß sie sich im Kreißsaal bei der Geburt recht hilflos gefühlt hatten. Für mich gab es dieses Gefühl während der ganzen Entbindung nicht. Wir arbeiteten gut zusammen, alle drei, meine Frau, das Baby und ich. Die Hebamme begleitete uns unauffällig, alles verlief ruhig und entspannt. Wir selbst hatten uns diese Aufgabe einer Geburt vorgenommen und wir selbst führten sie auch aus. Die Kraft, die uns dabei zugewachsen ist, trägt unsere neue Familie wie auf Wolken. Die Wassergeburt ist eine Geburtsform, die Raum für die persönliche Entwicklung aller Beteiligten schafft. Für uns ist sie die sicherste und sanfteste Methode.

Carmen und die Pferde

Es sind nur noch ein paar Tage bis zu meinem Geburtstermin und die Hebamme fährt 200 Kilometer zu einer Fortbildung. Obwohl sie sich vorsichtshalber mit einem Piepser ausstattet, bin ich sicher, daß ich sie an die-

sem Wochenende nicht rufen muß. Aber die Rechnung war ohne den Wirt, sprich das Baby, gemacht: Nachts beginnen plötzlich regelmäßige Wehen. Ich rufe also die Hebamme. Sie setzt sich ins Auto und kommt förmlich geflogen. Die Wehen, die mir die ganzen Stunden so schmerzhaft vorkamen, sind beim Eintreffen der Hebamme wie weggeblasen. Sie untersucht mich und stellt fest, daß sich etwas getan hat. Die Wehenpause könne aber noch unvorhersehbar lange anhalten. Also setzt sie sich wieder ins Auto und fährt zurück zur Fortbildung.

Der Einsatz war für sie eine Art Generalprobe für den Ernstfall, der dann am nächsten Abend eintritt. Diesmal ist aber die Fortbildung beendet und die Hebamme bleibt bei uns, obwohl die Wehen nur zögerlich in Gang kommen. Ich laufe unser Treppenhaus auf und ab, entmiste den Pferdestall, rotiere auf dem Gymnastikball und massiere den Bauch mit Wehenöl. Homöopathische Kügelchen sollen die Wehen in Gang halten.

Inzwischen ist es Nacht geworden. Mit zunehmender Dunkelheit werden auch die Wehen schmerzhafter und ich beschließe, in die Badewanne zu steigen. Als ich den Wasserhahn aufdrehe passiert wie bei jeder guten Uraufführung die Panne: Kein warmes Wasser! Mein Mann geht in den Keller und versucht, die Psyche des neuen Heizkessels dahingehend zu beeinflussen, uns vielleicht doch warmes Wasser zu liefern. Nach einigem Treppauf und Treppab, diversen Flüchen und Blutdruckanstieg des Handwerkers ist die Panne dann doch behoben und ich darf mich in warmem Wasser entspannen.

Im Wasser werde ich so locker, daß ich gar keine Wehen mehr spüre. Sie werden sich doch nicht schon wieder verflüchtigt haben? Kügelchen und Wehenöl, Wassertreten und Haltungsänderung wechseln sich ab. Da springt die Fruchtblase und bringt kräftige Wehen mit, für die ich jetzt sogar dankbar bin. Mein Mann steigt zu mir in die Wanne und die Hebamme läßt uns allein. Während sie sich eine halbe Stunde für den Endspurt ausruht, kämpfen wir uns gemeinsam durch die Wehen. Sie sind jetzt sehr stark, aber ich kann sie gut kontrollieren.

Plötzlich spüre ich, wie der Kopf des Babys auf meinen Beckenausgang drückt. Ich traue diesem Gefühl aber nicht recht. Doch als die nächste starke Wehe mich überrollt, kommt das Baby schon heraus. Ein Mädchen mit dichten schwarzen Haaren schaut uns mit seinen wachen Augen an. Wir sind selig! So ein süßes kleines Geschöpf!

Die Hebamme besteht darauf, daß ich nach der Geburt zwölf Stunden im Bett liege. Ich fühle mich zwar frisch und stark, doch ich halte diese Zeit ein. Der Beckenboden soll sich wieder zurückbilden, kleinste Muskelfaserrisse sollen verheilen. Am dritten Tag allerdings zieht es mich mächtig hinaus in den Pferdestall. Als ich einen kleinen Ritt versuche, stelle ich fest, daß sich alles genauso anfühlt wie drei Tage vor der Geburt. Nur die Pferde haben einiges vergessen und bis zum Turnier muß ich sie kräftig trainieren. Am zehnten Tag nach der Geburt steht das Reitturnier an – und unsere Tochter ist immer dabei!

Die Muttermilch fließt reichlich und ich fühle mich so fit wie nie zuvor. Ohne das Wasser hätte die Geburt sicher Spuren hinterlassen. In Kliniken gelten Reiterinnen sogar als Risikopatientinnen. Für aktive Sportlerinnen ist die Wassergeburt offensichtlich eine gute Alternative, die Muskelspannung voll zu erhalten. Unser nächstes Kind wird ganz sicher wieder im Wasser geboren werden.

Max – ein Wasserbaby

Ich habe regelmäßige Wehen und rufe die Hebamme. Doch Fehlalarm! Die Wehen reichen noch nicht für einen Geburtsfortschritt! Nach zwei Stunden verschwinden sie dann auch wieder. Am nächsten Tag das gleiche wieder, drei Stunden heftige Wehen, dann nichts mehr. Die Frauenärztin will mich in die Klinik schicken: Die Wehen seien zu Hause zu gefährlich, denn die Herztöne des Babys seien bereits zu schnell. Ich gebe uns noch einen Tag Zeit. Aber am nächsten Tag nur wieder das gleiche Spiel. Diesmal hole ich die Hebamme, denn sie wird mich sicher nicht in die Klinik schicken. Sie stellt dann auch fest, daß diese unregelmäßigen Wehenattacken mit meiner Schilddrüsen-Überfunktion zusammenhängen. Die kindlichen Herztöne sind so schnell, weil mein eigener Puls so schnell ist. Ich erinnere mich, daß ich schon immer bei kleinsten Anstrengungen mit einem sehr schnellen Puls reagierte. Also halte ich jetzt besondere Ruhe ein und nehme homöopathische Mittel.

Nach zwei endlosen, ruhigen Tagen beginnen dann wieder Wehen. Die Abstände werden immer kürzer. Als ich das Gefühl habe, daß die Wehen mir keine Erholungspause mehr lassen, steige ich in unser Planschbecken mit warmem Wasser. Mein Mann sitzt schon drin, massiert mein Kreuz und erinnert mich an die Partnerübungen im Kurs. In jeder Wehe muß ich nur meine Haltung verändern und die Wehen sind prompt wieder erträglich. Die Bewegung im Wasser beschleunigt die Geburt so, daß ich schon den Kopf vom Baby spüre. Der Druck auf das Steißbein ist sehr schmerzhaft und ich glaube nicht mehr daran, daß es an meinen Beckenknochen vorbeikommen wird. Ich probiere verschiedene Beckenhaltungen aus, ich kippe es, ich verschiebe es seitlich, ich stehe, ich knie – nichts hilft. Die Hebamme beruhigt mich, daß es beim ersten Kind der kindliche Kopf manchmal schwer habe, durch die Beckenenge zu kommen.

Plötzlich weiß ich, welche Haltung die richtige ist: Ich ziehe stehend ein Bein hoch und stelle es auf halber Höhe ab. Mein Mann hat es dabei nicht leicht, denn er muß mich mit aller Kraft stützen. Aber die Mühe lohnt sich: Der schwarze Haarschopf des Babys schaut heraus. Schnell hocke ich mich hinunter ins Wasser, denn die Spannung auf den Damm ist enorm schmerzhaft. Mit der nächsten Wehe ist dann der Kopf geboren. Wir streicheln ihn und reden mit ihm. Da macht das Baby plötzlich seine Augen auf und schaut uns aus dem Wasser heraus an. Endlich kommt die nächste Wehe und der ganze Körper rutscht auf einmal heraus. Max ist geboren! Ich hebe ihn aus dem Wasser und lasse mich erleichtert in den Schoß meines Mannes sinken. Nun sind wir zu dritt! Wir betrachten unseren Sohn und er schaut uns mit großen Augen an. Was für ein Wunder!

Wir führten unsere Wassergeburt fort, indem wir jeden Tag mehrere Male mit Max in die Badewanne steigen. Eines Tages tauchte er von selbst unter und es schien ihm zu gefallen, denn von nun an taucht er bei jedem Bad. Er stemmt auch gerne seine Beinchen kräftig gegen unseren Bauch und er „läuft" sogar an den Händen gehalten im Wasser. Wir turnen viel mit ihm und gehen einmal wöchentlich zusammen in die Sauna und ins Schwimmbad.

Mit fünf Monaten machte er seine ersten Schritte auch an Land. Aber nicht nur seine motorische Geschicklichkeit ist erstaunlich, er versteht auch viel, wenn man mit ihm spricht. Außer Windpocken hatte er nie eine Erkrankung, er ist enorm kräftig und stabil. Ein richtiger Sonnenschein, der alle Leute be-geistert. Es ist so einfach, ein Baby zu haben, daß wir uns die Schwierigkeiten gar nicht vorstellen können, von denen uns andere Paare immer wieder berichten. Max hat unser Leben um so vieles bereichert, daß wir mit dem nächsten Kind wieder eine Wassergeburt mit anschließendem Wassertraining planen.

Teresas Fest der Geburt

Schon Wochen vor der Geburt packte mich die Vorfreude. In den Geburtsvorbereitungstreffen waren immer wieder Frauen, die mit Fotos und Videos von ihrer Wassergeburt berichtet hatten. An einem heißen Sommertag mit 34 Grad Celsius im Schatten war es dann soweit und ich sollte die Höchstleistung einer Geburt bringen. Als endlich regelmäßige Wehen einsetzten schickte mich die Hebamme auch gleich ins Wasser, das mir bei der Hitze sehr angenehm war. Unser Sohn planschte dicht bei mir, bis er erschöpft zum Mittagsschlaf in seinem Bett verschwand. So konnten wir in aller Ruhe unser Baby empfangen.

Verblüffend war für mich die Erfahrung, daß ich im Wasser die Wehenhäufigkeit steuern konnte. Immer, wenn ich entspannt auf dem Rücken lag, blieben die Wehen aus. Je aufrechter ich aber kniete oder saß, desto heftiger wurde die nächste Wehe. Vorn übergebeugt konnte ich sie besonders gut veratmen. Zwischen den Wehen gönnte ich mir immer eine Pause, bis ich mich wieder fit genug fühlte für die nächste. Dann richtete ich mich auf, und prompt kam eine Wehe. Erst kurz vor der Preßphase wurden die Wehen so heftig, daß ich richtige Schmerzen hatte, die aber trotzdem immer noch erträglich blieben.

Vergleicht man Wehenschmerzen mit anderen Schmerzen, dann würde ich „gute" und „böse" Schmerzen unterscheiden. Normalerweise warnen Schmerzen mich, daß etwas nicht in Ordnung ist: Krankheiten machen sich durch Schmerz bemerkbar, der nur dann vergeht, wenn man etwas gegen ihn unternimmt. Solche „bösen" Schmerzen überfordern mich und machen mich hilflos. „Gute" Wehenschmerzen dagegen klingen immer wieder von selbst ab. Wenn das Baby da ist, bleiben sie sogar ganz weg, es bleibt kein bißchen Schmerz übrig! Wehenschmerzen kommen rhythmisch, so daß ich mich auf sie einstellen kann. Sie wehen heran und vorbei wie ein Windhauch. Wehenschmerzen überschreiten nie die Belastungsgrenze. Ich war durch sie auch nicht hilflos, sondern im Gegenteil, in höchster Aktion. Wirklich schmerzhaft waren für mich nur die beiden letzten Wehen und der Kopfdurchtritt. Immerhin wog unsere Tochter 4240 Gramm. Trotzdem war es mir gelungen, Verletzungen an Damm und Scheide zu vermeiden. Schließlich werden Wehenschmerzen ja auch noch belohnt mit dem Glück, das Baby im Arm halten zu dürfen. Es war wirklich ein guter Schmerz!

Großeltern-Geburt

Als unsere Tochter Jeanette das erste Mal von der Wassergeburt zu Hause sprach, hielten wir sie für verrückt. Diese Jugend, leichtsinnig und verantwortungslos! Dann brachten ihr Mann und sie eine Hebamme ins Haus, die uns von der Sanftheit und Sicherheit einer Wassergeburt überzeugte. Wir schauten Filme an und lasen Bücher über Geburt, als wenn wir selbst noch einmal eine Entbindung vor uns hätten. In jedem Beratungsgespräch kamen unsere eigenen schlechten Erfahrungen von vor 27 Jahren zur Sprache, und wir merkten schnell, wieviel schöner eine Hausgeburt sein könnte.

Als Jeanette die ersten Wehen bekam, riefen wir die Hebamme. Gemütlich saßen wir im Wohnzimmer im Kreise der Familie und begleiteten die Wehen unserer Tochter. Wir schauten den Film vom Wasserbaby-Treffen an und hatten die Erfolge der Wassergeburten direkt vor Augen. Als die Wehen sehr stark wurden, ging Jeanette schließlich in die Badewanne. Ich massierte ihr Kreuz und litt mit ihr. Doch sie war guter Dinge und konnte zwischen den Wehen sogar lachen.

Ihre Entbindung verlief so anders als meine damals, daß ich nur staunen konnte über die weise Einrichtung der Natur. Auf einmal schien Jeanette in den Wehen mitzupressen. Fünf lange Stunden waren vergangen. Ich setzte mich auf den Badewannenrand und stützte meine Hand auf der gegenüberliegenden Seite ab. An meinem Arm hing Jeanette und drückte mit ihrer ganzen Kraft den Kopf des Babys heraus. Die Hebamme wollte sie bremsen, damit der Damm nicht riß. Aber Jeanette war alles egal, sie preßte das Kind mit einer Wehe heraus. Ein kleiner Junge glitt ins Wasser und wir hoben ihn heraus an die Brust seiner Mutter. Das war ein solch bewegender Augenblick, daß ich erst hinterher merkte, daß meine Arme und Hüften schwer gelitten hatten.

Durch das gewaltsame Pressen war ein Dammriß entstanden, der aber im Wochenbett schon nach fünf Tagen ohne jede Naht sauber verheilt war. In den Nächten wechselten wir uns ab mit dem Kinderhüten. Wenn meine Tochter schlafen mußte und das Baby Wasser brauchte, durfte ich das übernehmen. Nach ein paar Tagen war dann auch genügend Muttermilch da. Doch unsere Kinder blieben noch eine ganze Weile bei uns wohnen: Eine Familie bringt doch Erleichterung für jeden.

Unser Baby gedeiht prächtig – wir sind stolze (Groß-)Eltern. Selbst mein Mann, der ja gar keine andere Form der Entbindung kannte als unsere schockartige Erfahrung vor 27 Jahren, ist heute ein überzeugter Anhänger der Wassergeburt zu Hause. Wir haben unsere Familiengeburt im Wasser sogar in einem Film festgehalten. Ich bin dankbar, daß ich die Geburt unseres Enkels so hautnah und tatkräftig miterleben durfte. Sie hat viel Neues in mir bewegt, das mir Kraft für meine nächste Lebensphase als Großmutter geben wird.

Tobias, das Riesenbaby

Pünktlich auf den Tag ging morgens früh der Schleimpfropf ab und alle zwanzig Minuten kam eine Wehe. Die Hebamme rechnete mit einem regelmäßigen Wehenbeginn aber erst am frühen Abend und hinterließ bei jedem Ortswechsel einen Telefonanschluß für den Notfall. Mein Mann hatte genug Zeit, unser nagelneues Planschbecken aufzubauen und schon einmal mit Wasser zu füllen. Wenn es losging, wollte er dann nur noch warmes Wasser zugeben, bis die Temperatur stimmte. Die Wehen kamen weiterhin nur zögerlich und jedes warme Bad in der Badewanne verscheuchte sie wieder. Tatsächlich wurden sie dann ab etwa 18 Uhr häufiger und eine Stunde später alarmierte ich die Hebamme.

Alles war gut vorbereitet: Das Wasser wartete auf mich im Wohnzimmer, unsere Geburtsmusikkassette verbreitete Ruhe und Behaglichkeit, ein Tischchen mit homöopathischen Mitteln, Handschuhen, Nabelbändchen und was sonst noch alles gebraucht wurde, stand bereit. Unsere beiden Töchter waren gespannt, was vor dieser neuartigen Kulisse im Wohnzimmer noch alles stattfinden würde. Meine Schwester war für sie da und war selbst neugierig, wie so eine Wassergeburt verlaufen sollte.

Kaum war die Hebamme angekommen, wurden auch die regelmäßigen Wehen heftiger. Ich mußte jetzt ins Wasser, denn nur dort waren sie auszuhalten. Mein Mann war bei mir und massierte meinen Rücken. Im Wasser wurden die Wehen immer stärker. Mit Leboyer-Wehensingen lockte ich unser Baby heraus. Ein gewaltiger Druck entwickelte sich in meinem Becken, so daß mein Mann ordentlich gegen mein Kreuzbein pressen mußte, sonst wäre es wohl zersprungen – meinte ich zumindest.

Die Musikkassette wurde gerade umgedreht, da fühlte ich schon den Kopf des Babys in meiner Hand. Er war voller Käseschmiere und hatte kaum Haare. Zwischen den Wehen blieben mir immer ein bis zwei Minuten Pause, so daß ich mich auf die nächste Wehe gut vorbereiten konnte. Mit der folgenden Wehe wurde dann der Kopf geboren. Ich ertastete Ohren und Nase und streichelte das Baby. Es fühlte sich an, als hätte es dicke Pausbacken. Die nächste Wehe brachte die Schultern hervor, und das Baby schwebte mit seinem Oberkörper im Wasser und ruderte mit seinen Ärmchen. Es war gut bepackt mit Speckpolstern.

Die letzte Wehe aber ließ auf sich warten. Ich lehnte in den Armen meines Mannes und auch meine Töchter schauten fasziniert auf das halbgeborene Menschenkind, das plötzlich seine Augen öffnete und uns anlächelte. Wir sprachen von „ihm", obwohl der Rest des Körpers noch nicht zu sehen war. Die Kinder faßten seine Händchen an und begrüßten es. Mein Mann schaute gerührt seinen Kindern zu. Dann hob ich das Kind vorsichtig am Brustkorb an, denn die nächste Wehe war im Anrollen und ließ unseren Sohn Tobias ganz herausgleiten. Ich hielt ihn an die Brust, ließ seinen Körper aber noch im warmen Wasser. Er weinte ein wenig, ruderte mit Armen und Beinen ganz dicht an mich heran und lag dann ganz still an meiner Haut. Zwei Stunden später erst wurde Tobias vermessen: Er war 54 Zentimeter lang und 4640 Gramm schwer – ein ganz schöner Brocken. Deshalb also kam er etappenweise heraus.

Die Wassergeburt war eine wunderbare Erfahrung. Ich habe es sehr genossen, mein Kind jederzeit fühlen und berühren zu können. Ich selbst habe es in Empfang genommen und die Familie war der erste Kontakt für Tobias. Im nachhinein ist mir unvorstellbar, daß ich so ein großes Kind mit solcher Leichtigkeit geboren habe. Ohne Wasser wäre die Entbindung für alle sicher stressiger geworden. Mein Mann hatte bei keiner Geburt so intensiven Kontakt mit dem Kind wie bei der Wassergeburt. Auch meine Schwester war fasziniert von der Ruhe und Harmonie, die unsere Entbindung zu einem feierlichen Ereignis machte. Eine Wassergeburt ist die schönste Form der Entbindung, die wir uns vorstellen können.

Joe, der Achte

Für uns war die Geburt unseres achten Kindes gleichzeitig die erste Wassergeburt. Der Unterschied der ersten Geburten im Krankenhaus zur ersten Hausgeburt war genauso deutlich, wie der Unterschied einer normalen Hausgeburt zur Wassergeburt. Joes Geburt war die erste Entbindung, nach der wir uns nicht erholen mußten – im Gegenteil, wir schöpften sogar Kraft aus ihr.

Bei der siebten Entbindung hatte meine Frau so starke Krampfadern und Blutungen im Wochenbett, daß wir glaubten, beim achten Kind in die Klinik gehen zu müssen. Sie hatte damals eine Thrombose, die sie lange nicht wieder auf die Beine kommen ließ. Nach der ärztlichen Vorsorgeuntersuchung erwarteten wir eine Verschlimmerung des Gefäßleidens. Wie sehr waren wir überrascht, daß genau das Gegenteil eintrat! Die Krampfadern machten sich weder während der Geburt noch im Wochenbett bemerkbar. Blutungen traten nach der Geburt weniger auf als bei jeder vorhergegangenen Entbindung. Alle Krankheitssymptome waren nach der Geburt völlig verschwunden, so daß ich die Wassergeburt seither geradezu als Heilverfahren verstehe. Unsere Hebamme kam während der Geburt gar nicht auf die Idee, daß eine Thrombose oder Blutung entstehen könnte, weil sie diese Heilkräfte bereits von vielen anderen Wassergeburten kannte. Das beruhigte uns während der Geburt schon sehr.

Nach der Geburt war meine Frau so gesund und aktiv wie nie zuvor: Sie sah frisch und so jung aus wie vor Jahren. Jeder ist erstaunt, daß sie schon so viele Kinder geboren hat, denn man sieht ihr nichts davon an. Ich dagegen war nach der Entbindung das erste Mal so geschafft, daß ich am liebsten das Wochenbett für sie gehütet hätte. Während meine Frau sich bei der Geburt im Wasser aalte, eine Wehe in Bauchlage, die nächste im Kniesitz, eine

in Rückenlage oder auf meinem Schoß, begann ich in dem kühlen Wasser zu frieren. Sie wollte es immer noch kühler haben, bis es auf nur 30 Grad Celsius abgekühlt war. Mir schien das Wasser einfach zu kalt und nach den drei Stunden der Geburt kam ich ziemlich ausgelaugt aus dem Planschbecken.

Unser Sohn schwamm mit solcher Leichtigkeit heraus, daß ich glaube, daß er am wenigsten von uns dreien von der Geburt mitbekommen hat. Er hob seinen Kopf, paddelte und tauchte im Wasser herum, drehte sich vom Rücken auf den Bauch und paddelte wieder zur Wasseroberfläche zurück. Er ist das aktivste Baby, das wir bisher hatten. Seine Aufmerksamkeit und Kontaktfreudigkeit machten ihn bei allen Geschwistern sofort beliebt. Von Anfang an durfte er mit jedem Familienmitglied baden, denn Wasser liebt er über alles.

Oberton-Geburt

Bei Andreas Geburt durfte ich erleben, wie kosmische Kräfte in meinen Körper hinein „wehten". Um sie hereinzulassen, brauchte ich festen Bodenkontakt mit den Füßen. Das warme Wasser um mich herum verstärkte die

Schwingungen gewaltig und ich mußte mit den Energien arbeiten: In kräftigen Tönen entließ ich sie bei jeder Wehe. Meine Obertöne drangen durch Mauern und Wände, durchzogen die dunkle Nacht wie die Kreise eines Tropfens, der in stilles Wasser fällt. Plötzlich brach der Strom ab, der Kopf des Babys drängte heraus. Behutsam ließ ich ihn in meine Hände gleiten. Noch im Wasser traf sich unsere Liebe – Andreas erster Augenblick!

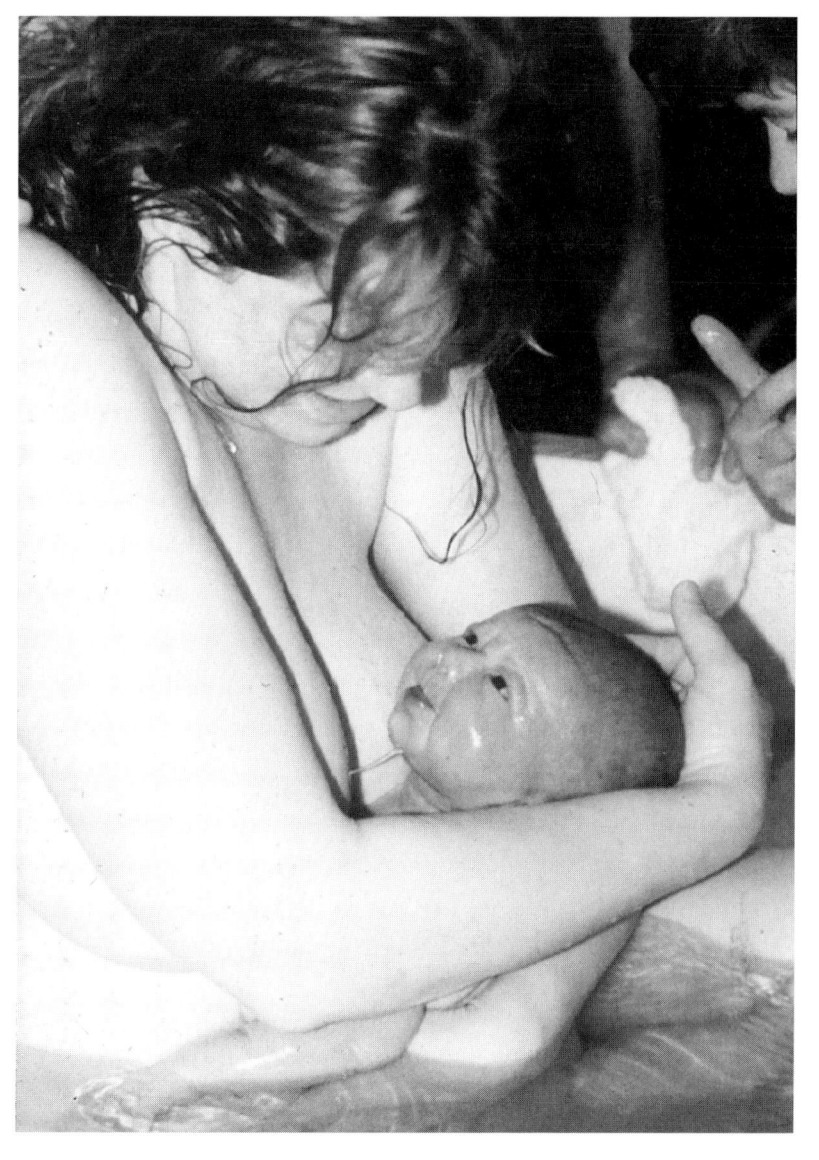

Aus Sternentoren
fällt in die Menschen
ewiges Licht

Aus mir geboren
klingt in die Welt
lebendes Licht

Unsichtbar in allen Dingen
schwingend auch in Dir
Ewigkeit will singen
Lied vom Licht

C. Enning

Anhang

Videofilme über Wassergeburten

„Water and Birth", Janet Balaskas, London/Großbritannien

„Giving Life", Barbara und Jochen Bauer, Wien/Österreich

„Wassergeburten", Chantal Bucher, Bern/Schweiz

„Water Baby", Karil Daniels, San Francisco/USA

„Birth, 8 Women Stories", Nancy Durrell Mc Kenna, London/Großbritannien

„Wasserbaby-Treffen 1994", Cornelia Enning, Mühlacker

„Wassertraining", Cornelia Enning, Mühlakker

„Sanfte Geburt – Wassergeburt", Cornelia Enning, Mühlacker

„Gentle Birth Choices", Barbara Harper, Oregon/USA

„Geburt mit Leboyer", Frederic Leboyer, München

„Wellen des Lebens", Frederic Leboyer, München

„Katy´s Birthday", R. Lichy, Großbritannien

„Baby Watching", Desmond Morris, München

„How to prepare a safe and easy Waterbirth", Dr. Motha, Israel

„Kinder Kriegen", Wolfgang Murnberger, Maria Schärf, Wien/Österreich

„Water Babies, the Aquanatal Experience in Ostend", Herman Ponette, Isabelle Gabriels, Ostende/Belgien

„Water Baby Featuring", M. Rosenthal, USA

„New Light", Parents Culture Center „Aqua", Moskau/Rußland

Hebammen für Wassergeburten

Petra Schönberner, Spichernstr. 20, 10777 Berlin

Renate König, Karlsgartenstr. 4, 12049 Berlin

Rosemarie Spring, Hasselmannstr. 23, 24114 Kiel

Annette Blikslager, Heistercampweg 21, 31303 Burgdorf

Antonette Bongartz, Strandweg 12, 34590 Wabern

Karin Balke, Ackerweg 18, 36119 Neuhof

Claudia Schneider-Schell, Kyffhäuserstr. 30, 41061 Mönchengladbach

Lisa Menger, Paderborner Str. 101, 44143 Dortmund

Käthe Klameth, Monschauer Landstr. 161, 52355 Düren

Christiane Hoffmann-Kachel, Neugasse 6, 56368 Herold

Anna Röckel-Lönhoff, Birkenweg 11, 59425 Unna

Carmen Delp, Annastr. 4, 64331 Weiterstadt

Helena Gemmel, Ärztin, Giessener Str. 116, 65627 Elbtal-Heuchelheim

Imme Bauer, Kohlenhäuser Str. 1, 67098 Bad Dürkheim

Daniela Puls, Maikammerstr. 32, 68309 Mannheim

Cornelia Enning, Keplerstr. 16, 75417 Mühlacker (Großglattbach)

Susanne Kühnel, Rauchstr. 3, 81679 München

Renate Reich, Eichwald 8, 87509 Immenstadt

Christine Schleicher, Oskar-Köster-Str. 6, 92421 Schwandorf

Franziska Bucher, Uettligenstr. 20, CH-3033 Wohlen

Geburtshäuser

IRIS-Regenbogen-Zentrum, Schleiermacherstr. 39, 06114 Halle

Geburtshaus am Klausener Platz, Klausener Platz 19, 14059 Berlin

Geburtshaus am Arnimplatz, Paul-Robeson-Str. 37, 10439 Berlin

Geburtshaus Lüneburg, Moldenweg 11, 21339 Lüneburg

Geburtshaus Hamburg, Am Felde 2, 22765 Hamburg

Geburtshaus Celle, Am Wasserturm 31B, 29223 Celle

Geburtshaus Hannover, Kurze Kampstr. 1d, 30659 Hannover

Geburtshaus Hildesheim, Halessemstr. 23, 31134 Hildesheim

Geburtshaus und Hebammenpraxis, Kampstr. 26, 31141 Hildesheim

Geburtshaus Kassel, Tischbeinstr. 49, 34121 Kassel

Geburtshaus Marburg, Am Trabben 38, 35037 Marburg

Entbindungshaus „In den Brunnengärten", Zum Bahnhof 28, 35394 Gießen

Geburtshaus Wuppertal, Hainstr. 12, 42109 Wuppertal

Geburtshaus und Hebammenpraxis, Am Berg 9, 49143 Schledehausen

Kölner Geburtshaus, Cranachstr. 21, 50733 Köln

Geburtshaus Soest, Nötten-Brüder-Wall-Str. 22, 59494 Soest

Geburtshaus Frankfurt, Ginnheimer Hohl 14h, 60431 Frankfurt

Geburtshaus „Osan", Hauptstr. 30, 64342 Seeheim-Jugenheim

Entbindungsheim Neureither, Im Kreuzgewann 19, 69181 Leimen

Entbindungsheim Haarburger, Aaraustr. 29, 72762 Reutlingen

Geburtshaus München, Nymphenburger Str. 147A, 80636 München

Geburtshaus Nürnberg, Schniglingerstr. 223, 90427 Nürnberg

Geburtshaus Regenbogen, Sauerbachstr. 6, 91413 Neustadt an der Aisch

Geburtshaus am Capitol, Heinrich-Weber-Platz 10, 96052 Bamberg

Geburtshaus Erfurt, Große Ackerhofgasse 11–12, 99084 Erfurt

Nußdorfer Geburtshaus, Heiligenstädter Str. 217, A-1190 Wien

Geburtshaus Mötschwil, CH-3324 Mötschwil, Tel. 00 41-34-23 45 54

Geburtsstätte Muttenz, CH-4132 Muttenz, Tel: 00 41-61-61 47 11

Geburtshaus Delphys, Friedaustr. 12, CH-8003 Zürich

Geburtshaus Zürcher Oberland, Tösstalstr. 30, CH-8636 Wald

Geburtshaus Artemis, Birkenweg 1, CH-9223 Steinach, St. Gallen

Kliniken mit der Möglichkeit zur Wassergeburt

Bethesda-Krankenhaus Duisburg, Heerstr. 219, Postfach 10 01 65, 47001 Duisburg, Professor Werner

Vinzenz-Pallotti-Hospital, 51429 Bensberg, Dr. Gerd Eldering

Städtisches Krankenhaus Pforzheim, Kanzlerstr. 2–6, 75175 Pforzheim, Professor Heinrich

Kreiskrankenhaus Blaubeuren, Ulmer Str. 6, 89143 Blaubeuren, Dr. Bogner

Hospital Monney de District, Schanzenstr. 46, CH-1618 Chatel-St.-Denis

Frauenspital Bern, Schanzeneggstr. 1, CH-3000 Bern

Salemspital, Schänzlistr. 39, CH-3013 Bern

Bezirksspital Belp, Säftigenstr. 89, CH-3123 Belp

Bezirksspital Riggisberg, CH-3132 Riggisberg

Bezirksspital Oberhasli, CH-3860 Meiringen

Kantonsspital Basel, Frauenklinik, CH-4031 Basel

Kantonsspital Bruderholz, CH-4101 Binningen-BL

Regional-Spital Laufenburg, CH-4335 Laufenburg-AG

Kantonsspital Liestal, Rheinstr. 26, CH-4410 Liestal-BL

Bürgerspital, Schöngrünstr., CH-4500 Solothurn

Klinik Villa im Park, CH-4852 Rothrist

Ami Klinik Aarau, Scänisweg, CH-5000 Aarau-AG

Kantonsspital Aarau, Buchserstr., CH-5000 Aarau-AG

Kantonsspital Baden, CH-5400 Baden-AG

Klinik St. Anna Maternite, CH-6006 Luzern

Klinik Liebfrauenhof, CH-6300 Zug

Ospedale San Giovanni, CH-6500 Bellinzona

Ospedale Beate Virgine, CH-6850 Mendrisio

Rotkreuzspital, Gloriastr. 18, CH-8028 Zürich

Maternite Inselhof Triemli, Birmensdorfer Str. 501, CH-8063 Zürich

Klinik Bellair, CH-8200 Schaffhausen

Kantonspital Schaffhausen, CH-8208 Schaffhausen

Regionalspital Einsiedeln, CH-8840 Einsiedeln

Kantonsspital Frauenfeld, CH-8500 Frauenfeld

Spital Uster, Brunnenstr. 42, CH-8610 Uster

Krankenhaus Sanitas, CH-8802 Kilchberg

Limmattalspital, Urdorferstr. 100, CH-8952 Schlieren

Spital Grabs, CH-9472 Grabs-SG

Wasserbecken

Harry Sing-Burmeister, Surenkamp 25, 22335 Hamburg

Theo Kleinberger, Hardenbergstr. 28, 41236 Mönchengladbach

Angelika Fiedler, Hölderlinstr. 21, 72800 Eningen

Constanze Jagfeld, Ostalbstr. 3, 73529 Schwäbisch Gmünd

Herbert Rehle, Bundesstr. 3, 87509 Immenstadt

Herta Wunderlin, St. Jakobstr. 39, CH-4132 Muttenz/Schweiz

Aqua Birth Pools, Kastanienweg 3, CH-6353 Weggis/Schweiz

M. Widmer, Turnhallenstr. 42, CH-8357 Guntershausen/Schweiz

Luise Dämen, Unterdorfstr. 5, CH-8442 Zürich-Hettlingen/Schweiz

Firma Apal, Rue de la Fontaine 25, B-4570 Blegny/Belgien (Tonaufnehmer des Modells „Bensberg": Firma Kranzbühler, Beethovenstraße 239, 42655 Solingen)

Birgit Wohlgemut-Setzer, Buchenbusch 60, B-6730 Hanset/Belgien

Kontaktstelle für Wassergeburt, Postfach 13, CH-5442 Fislisbach, Tel: CH-057-33 08 70

Interessengemeinschaft für natürliche Geburt, Frohburg, Wilen-Gottshaus-TG/Schweiz, Tel: CH-071-81 16 46

First Breath, P.O.B. 762, Byron Bay, NSW 2481, Australia

International Waterbirth Movement, Active Birth Centre, 55 Dartmouth Park Road, London, NW5 1SL, Great Britain

Splashdown Waterbirth Service, 17 Wellington Terrace, Harrow on the Hill, Middlesex HA1 3EP, Great Britain

Waterbirth International, P.O.B. 366, West Linn, Oregon, 97608 USA

Wassergeburt-Organisationen

Eltern-Initiative „Wasserbabys", B. Schühle, Römerstr. 195, 71229 Leonberg

IAKA, Institut für Aquatische Körperarbeit, Lörracher Str. 35, 79115 Freiburg

Register

The Body Shop Team
Carroll Dunham et al.

MAMATOTO

Geheimnis Geburt

Die Zeit von der Empfängnis über die Schwangerschaft bis hin zu Geburt, Wochenbett und den ersten Wochen mit dem Neugeborenen ist etwas Besonderes im Leben jeder Frau. Warum sollen Frauen sich gerade in dieser sensiblen Zeit einer kalten Klinik-Umgebung ausliefern, wo uns doch die Mütter aller Kulturen dieser Welt ihren reichen Erfahrungsschatz hinterlassen haben?

MAMATOTO (Suaheli: Mutter und Kind) gibt die Bräuche und Riten von mehr als 50 Kulturen wieder. Ob in der Pflege der schwangeren Frau, der ersten Kontaktaufnahme mit dem Ungeborenen oder der Einbindung des Vaters in Schwangerschaft und Geburt – es gibt unzählige Möglichkeiten, ein Kind angemessen zu empfangen.

„Mamatoto ist ein lebensnaher Bildband für alle angehenden Eltern und ein Plädoyer für die gefühlsbetonte, natürliche und bewußte Geburt der Menschen." (Nordbayerischer Kurier, Bayreuth)

vgs verlagsgesellschaft Köln

Desmond Morris

DAS TIER MENSCH

Sobald das Baby geboren ist, geschieht etwas Seltsames. Es bleibt nämlich wach - etwa eine Stunde lang. Obwohl es gerade erst den anstrengenden Weg durch den Geburtskanal hinter sich hat, schaut es mit weit geöffneten Augen die Welt um sich herum an. Nach einer Stunde fällt es dann in einen tiefen Schlummer. Diese erste magische, gemeinsam verbrachte Stunde schmiedet frühzeitig ein starkes Band zwischen Mutter und Kind.

Warum das so ist, erklärt Desmond Morris in diesem Bildband, in dem er seine Forschungsergebnisse seit der Veröffentlichung des aufrührenden „Nackten Affen" vor etwa 30 Jahren zusammenfaßt. Der weltberühmte Verhaltensforscher zeichnet hier erneut ein erhellendes, aber auch entlarvendes Porträt unserer Art.

vgs verlagsgesellschaft Köln

Kurt Schnaubelt
herausgegeben von Jean Pütz

NEUE AROMATHERAPIE

Ganzheitliche Heilmethoden finden heute immer mehr Anklang gegenüber den oft sehr einseitigen Methoden der klassischen Schulmedizin. Eine dieser sanfteren und umfassenderen Therapieformen ist die Aromatherapie.

In diesem Buch werden erstmals die einzelnen Bestandteile aller wichtigen ätherischen Öle aufgeführt und ihre jeweiligen Wirkungen auf den menschlichen Körper beschrieben. Dadurch werden Heilprozesse nachvollziehbar und Öle können gezielt angewendet werden. Anschaulich und übersichtlich erfährt der Leser außerdem alles Wesentliche über Anwendung, Qualitätsmerkmale und Auswahlkriterien ätherischer Öle. Mit zahlreichen, von praktizierenden Ärzten erprobten Rezepten.

vgs verlagsgesellschaft Köln

Jean Pütz und Sabine Fricke

HOBBYTHEK

RICHTIGE ERNÄHRUNG IN ALLEN LEBENSLAGEN

Falsche Ernährung ist noch immer ein Grund für unzählige vermeidbare gesundheitliche Beeinträchtigungen. Doch leider gibt es keine optimale „Universalernährung für jedermann", denn jeder befindet sich in einer ganz speziellen Lebenssituation. In diesem Hobbythek-Buch finden Sie praktische Tips und Rezepte für

- Gesunde und solche, die es bleiben wollen
- Schwangere und Stillende
- Babys, Kinder und Jugendliche
- Vegetarier
- Fleischgenießer und
- Schleckermäuler

vgs verlagsgesellschaft Köln

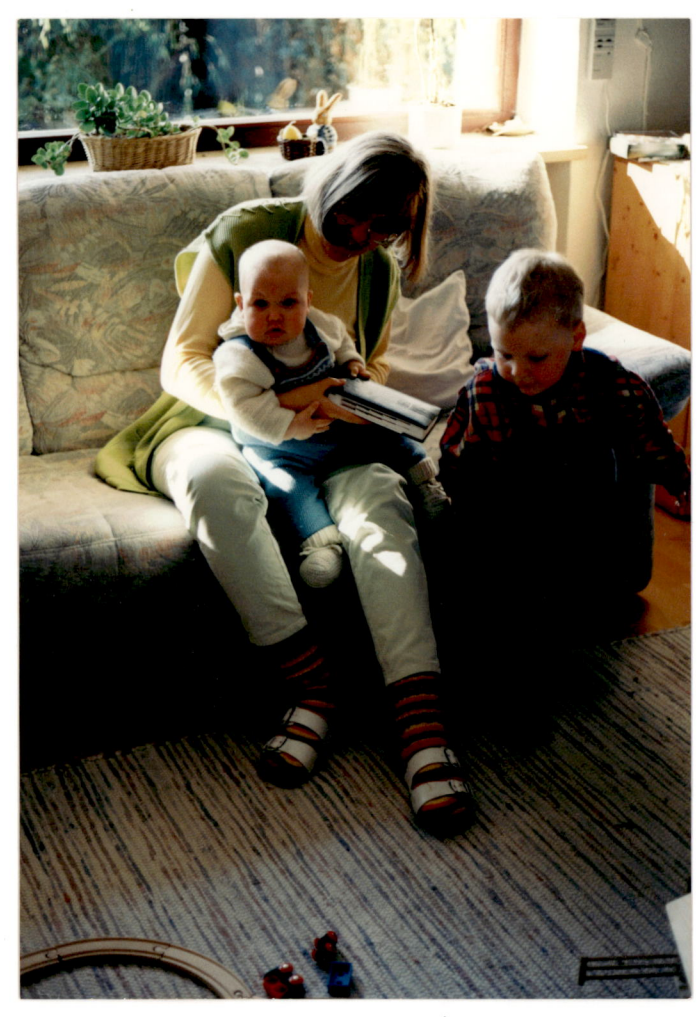

43/16   02-04-1997